Weihrauch das Elixier der Heilung

Vera Wagner

Weihrauch
das Elixier der Heilung

Synergia

Auflage 2025
Erschienen im Synergia Verlag,
eine Marke der Sentovision GmbH /S.A.R.L., Alle (JU) Schweiz
www.synergia-verlag.ch

Umschlaggestaltung, Gestaltung und Satz: FontFront.com, Roßdorf

Vertrieb und Ansprechstelle für die Produktsicherheit:
Synergia Auslieferung, Industriestrasse 20, D-64380 Roßdorf,
info@synergia-auslieferung.de

Printed in EU
ISBN-13: 978-3-906873-72-5

Bibliografische Information der Deutschen Bibliothek
Die Deutsche Bibliothek verzeichnet diese Publikation in der deutschen Nationalbibliografie;
detaillierte bibliografische Daten sind im Internet unter http://dnb.ddb.de abrufbar.

Inhalt

Einleitung **10**

Mein Weg zum Weihrauch 10

1. Marina und das Blut der Bäume **12**

Wie die Krebserkrankung seiner Schwester Mika Radan zum Weihrauch führte 12

2. Der Professor und das geheimnisvolle Pulver **14**

Wie der emeritierte Pharmakologe H.T.P. Ammon aus Tübingen dazu kam, den Weihrauch zu erforschen 14

3. Das Elixier der Liebe **16**

Mika Radans Weg zum Weihrauch 16

4. Geschichte des Weihrauchs **19**

4.1. Die drei Weisen aus dem Morgenland 19
4.2. Weihrauch – das Gold der Düfte 21
4.3. Weihrauch – ein Heilmittel mit langer Tradition 28
4.4. Myrrhe – die biblische Medizin 30
4.5. Gold als Medizin 34

Überlieferte Rezepturen **38**

4.6. Dreikönigs-Räucherung 38
4.7. Heiliges Salböl (dem biblischen Rezept nachempfunden) 38
4.8. Ägyptische Räucherung 39
4.9. Biblisches Räucherwerk zur Aromatisierung von Körper und Kleidung 39
4.10. Räucherung für die Liebe 40
4.11. Bad zur Bewusstseinserweiterung 40
4.12. Spirituelles Bad 40

5. Forschung **41**

5.1. Der Pharmakologe Ammon – Pionier der Weihrauchforschung 41
5.2. Forschungsergebnisse 43

6. Weihrauch in der Tumortherapie **46**

6.1. Studien und ärztliche Erfahrungsberichte 46
6.2. Fallbeispiel aus der Praxis von Dr. Rainer Etzel 47

6.3. Der Heidelberger Arzt und Chemiker Dr. med Arnold Zilly über die Chemie des Weihrauchs 47

7. Weihrauch – unsere Berufung **50**

7.1. Marinas Entscheidung 50
7.2. Marinas Rückkehr 51
7.3. Prinzessin Schnick-Schnack und der Zauberzucker 52

8. Weihrauch als Heilmittel **55**

8.1. Verwirrende Vielfalt 55
8.2. Problem der Zulassung eines Arzneimittels in Deutschland 56
8.3. Nahrungsergänzungsmittel im Internet 57
8.4. Ein Apotheker zieht vor Gericht 57
8.5. Behördenwillkür 59
8.6. Empfehlung 60
8.7. Dosierung 61

9. Unsere Rezepturen **63**

Zubereitungen **63**

9.1. Smoothie Morning Star *(für 2 Personen)* *63*
9.2. Dreikönigssalz 64
9.3. Würzbrot mit Weihrauch 65
9.4. Energiekekse 66
9.5. Zauberzucker 67

Tinkturen **67**

9.6. Weihrauch-Tinktur 67
9.7. Weihrauch-Myrrhe-Tinktur 68

Hautpflege **69**

9.8. Heilerde-Weihrauch-Maske 69
9.9. Aqua boswellia – Weihrauchwasser (aus boswellia carteri) 70
9.10. Weihrauch-Creme 71
9.11. Weihrauchkapseln selbst gemacht 72

10. Erfahrungen **74**

10.1. Annas rheumatoide Arthritis 74
10.2. Weihrauch gegen Zecken? 75
10.3. Weihrauch hilft auch bei MS 76
10.4. Magen-Darm- und Allergieprobleme 77

11. 1001 Nacht – Eine Reise ins Weihrauch-Wunderland **79**
11.1. Arabia Felix – Geschichte der Weihrauchstraße 79
11.2. Salalah – der Ort des Propheten 81
11.3. Tausend und ein Duft 82
11.4. Wo der Weihrauch gedeiht 84
11.5. Die Ernte 85

12. Der Duft des Himmels **88**
12.1. Vom Zauber der Düfte 88
12.2. Koh-Do – der Weg, dem Duft zu lauschen 90
12.3. Das Blut der Pflanzen – duftende Medizin 91
12.4. Die Wiederentdeckung der Aromatherapie 92
12.5. Seelengold – der Duft der Liebe 94
12.6. Gary Young und der heilige Weihrauch 95

13. Marinas Segen **97**

14. Meditationen **99**
14.1. Baum-Meditation 99
14.2. Von der Quelle schöpfen 99
14.3. BewusstSein mit Weihrauch 101
14.4. Weihrauch-Meditation von Pfarrer Rauch 101
14.5. Weihrauchmeditation in den Raunächten 103
14.6. Lausche dem Duft! 104

15. Ausklang **106**
von Wolfgang Bauer 106

Epilog **118**
Dank **119**
Segnung **120**
Quellen **121**
Literatur **124**
Die Autoren **128**
Vera Wagner 128
Wolfgang Bauer 128
Weihrauch-Sorten mit Abbildungen **129**

Liebe Leserin, lieber Leser,

es ist sicherlich kein Zufall, dass Du dieses Buch in Deinen Händen hältst.

Vielleicht hast Du danach gesucht, vielleicht hat es Dich gefunden. Sei dir gewiss, dass dieses Buch aus dem Herzen geschrieben wurde. Es enthält die Botschaft von der wunderbaren Wirkung des Weihrauchs auf Körper, Geist und Seele.

Einleitung

Mein Weg zum Weihrauch

Am Abend unseres Kennenlernens kam ein Moment, in dem ein Hauch von Melancholie die euphorische Stimmung trübte. Mika erzählte von seiner Kindheit in Berlin. Von seiner geliebten älteren Schwester, die seine Beschützerin war, wenn sie allein in der großen Stadt unterwegs waren. Seine Augen füllten sich mit Tränen, als er erzählte, dass Marina im Alter von 35 Jahren an Brustkrebs erkrankt und bald darauf gestorben war. Marinas Erkrankung führte Mika zu seiner Berufung. Seit vielen Jahren arbeitet er als Heiler mit Weihrauch – sowohl auf der materiellen, als auch auf der spirituellen Ebene.

Meine erste Begegnung mit dem heiligen Weihrauch hatte ich als Kind. In den Sommerferien besuchte mich jedes Jahr meine Freundin Barbara für einige Wochen. Ich war glücklich, eine Schwester auf Zeit zu haben, und Barbara war glücklich, dass sie sich eine Zeit lang von ihren drei jüngeren Brüdern erholen konnte. Als brave Tochter streng katholischer Eltern besuchte sie jeden Sonntag die Messe. Eines Tages begleitete ich sie. Und war tief berührt von der Zeremonie, den in Wein getauchten Oblaten, dem köstlichen Duft, der die Kirche erfüllte. Als im evangelischen Glauben erzogenes Grundschulkind wusste ich nicht, dass es der Weihrauch war, der diesen wunderbaren Duft verströmte. Doch ich erinnere mich an ein Wohlgefühl und tiefe Ruhe in mir. „Warum riecht es denn in der katholischen Kirche viel besser als bei uns in der evangelischen?“, fragte ich Barbara. „Das ist der Weihrauch“, antwortete sie. Diese Erinnerung ist in meinen Zellen gespeichert, und später räucherte ich oft zuhause mit Weihrauch, um in die meditative Stimmung zu kommen, die ich als Kind erlebt hatte.

Als Journalistin befasste ich mich immer wieder mit der spirituellen und der medizinischen Wirkung von Weihrauch. Mein Interesse für Weihrauch als Heilmittel war geweckt worden durch einen Artikel über den Tübinger Pharmakologen Hermann Ammon in der Zeitschrift Der SPIEGEL. Anfang der 1990er Jahre hatte Ammon das Harz des indischen Weihrauchs mit modernen Methoden analysiert und eine entzündungshemmende Wirkung festgestellt. In den kommenden Jahren interviewte ich mehrere Ärzte, die über erstaunliche Therapieerfolge mit Weihrauch in ihrer Praxis berichteten.

Weihrauch ist heute ein fester Bestandteil in meinem Leben. Als Aromatherapie, als kulinarische Köstlichkeit, als Heilmittel. Gemeinsam mit meinem Herzensgefährten Mika Radan möchte ich die Botschaft vom göttlichen Weihrauch in die Welt tragen.

1. Marina und das Blut der Bäume

Wie die Krebserkrankung seiner Schwester Mika Radan zum Weihrauch führte

Die Diagnose traf ihn wie ein Stich ins Herz. Mika begann am ganzen Körper zu zittern. Marina nahm ihren Bruder in den Arm. „Brustkrebs kann man doch heute gut behandeln. OP, Chemotherapie…." „Nein, rief Mika. „Tu das nicht! Das wird Dich schwächen. Du wirst sterben! Es muss einen anderen Weg geben!" Er war verzweifelt. Die beiden hatten eine tiefe Verbindung. Von Kindheit an. Marina war seine Beschützerin gewesen. Nun wollte er sie beschützen. Es musste eine andere Lösung geben als die aggressiven Methoden der Schulmedizin.

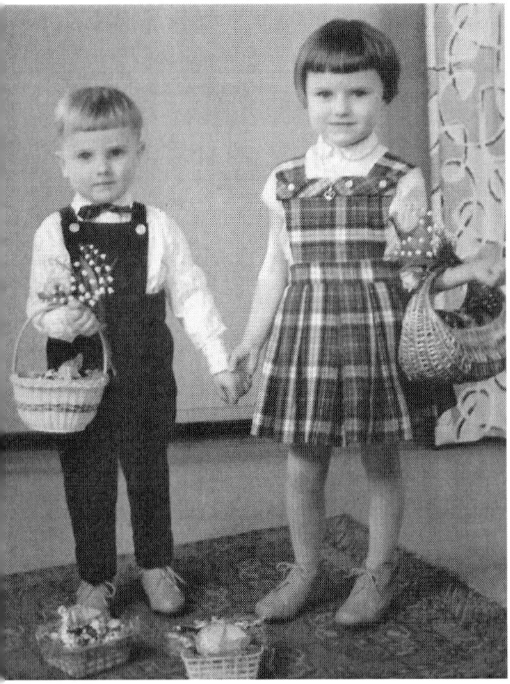

Die Unzertrennlichen – Mika und Marina
Ostern 1961

Auf dem Weg nach Hause machte Mika einen Umweg zu seinem Lieblingsbaum. Eine riesige Eibe. Sie stand auf einem parkähnlichen Friedhof mit altem Baumbestand. Unscheinbar. An einer hässlichen Mauer, dahinter der Lärm einer viel befahrenen Straße. Für Mika war es der schönste Baum der Welt. Er lehnte sich an den Stamm. Ein Schluchzen ging durch seinen Körper. Er presste sein tränennasses Gesicht an die Rinde, atmete den würzigen Duft ein und kam zur Ruhe. Er umschlang den Baum – und berührte etwas Klebriges. Harz. Ihm war, als würde die Eibe mit ihm weinen. Keine Tränen der Verzweiflung. Er spürte etwas Kraftvolles. Eine starke Energie. Als wollte die Eibe ihm eine Botschaft geben. Mika setzte sich vor dem Baum ins Efeu, betrachtete die klebrige Masse an seinen Fingern.

„Danke„ flüsterte er. „Du hast mir die Antwort gegeben. Das Blut der Bäume könnte die Kraft haben, Marina zu heilen."

Die Angst um seine Schwester führte Mika zur Quelle. Er verband sich mit seinem tieferen Selbst und stöberte in den Archiven. Da tauchte – klar wie ein Kristall – die Information auf: Das Harz des Weihrauchbaumes ist eine Substanz, die helfen kann, Marinas Krebs zu heilen. Mika bestellte Weihrauch, mahlte ihn fein, verarbeitete ihn mit anderen Substanzen zu Tinkturen. Dabei ließ er sich immer von seiner Intuition leiten.

Seiner Schwester war die Brust entfernt worden. Die Chemotherapie stand an.

„Marina, bitte mach wenigsten ein paar Wochen einen Versuch mit Weihrauch...."
„Willst Du sie umbringen?" schrie sein Schwager. Mika schwieg. Marina begann die Chemotherapie.

Einige Monate nach der Diagnose starb Marina. Mika quälten Schuldgefühle. Er hatte seine Schwester nicht beschützen können. Nach der Beerdigung ging er zu seinem Baum. Lange stand er an den Stamm gelehnt. Und es war, als spräche der Baum wieder zu ihm. „Du konntest Deine Schwester nicht retten. Aber vielleicht kannst Du anderen Menschen helfen". So begann 1991 Mika Radans Suche nach der heilenden Kraft des Weihrauchs. Es war das Jahr, in dem die erste wissenschaftliche Publikation über Weihrauch als Heilmittel erschien.

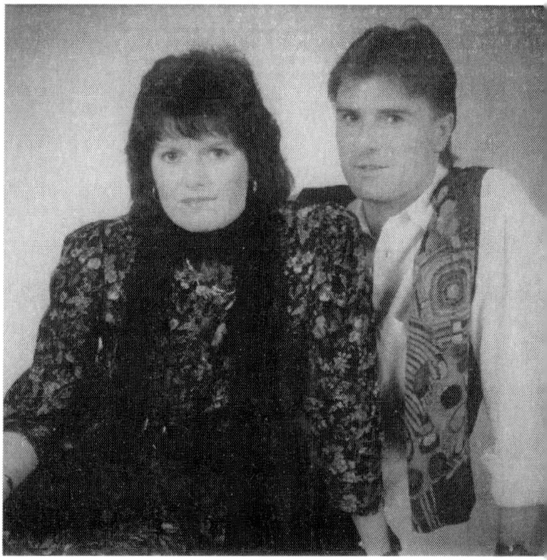

Kurz vor Marinas Tod – das letzte Foto
Ostern 1992

2. Der Professor und das geheimnisvolle Pulver

Wie der emeritierte Pharmakologe H.T.P. Ammon aus Tübingen dazu kam, den Weihrauch zu erforschen

Weihrauch. Das Wort zaubert ein Leuchten in die Augen des Tübinger Pharmakologie-Professors H.T.P. Ammon. Wenn er ein Stück Boswellia-Harz in der Hand hält, erfreut er sich an seinem Duft – und ist stolz, dass es ihm und seinen Kollegen gelungen ist, die Wirksamkeit eines Jahrtausende alten Arzneimittels wissenschaftlich zu belegen.

Weihrauch war für Prof. Ammon lange Zeit nur eins: der Stoff, der bei Gottesdiensten in der katholischen Kirche verräuchert wurde. Heute ist er von der Wirksamkeit des Olibanumharzes überzeugt.

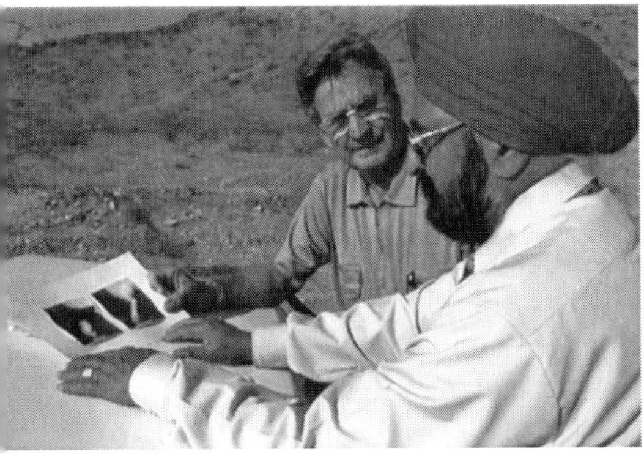

„Salai Guggul" – Dr. Singh und Prof. Ammon in Indien

1986 reiste er nach Indien, um die ayurvedische Medizin zu erforschen. In Kashmir drückte ihm ein indischer Kollege ein Fläschchen mit einem weißen Pulver in die Hand. „Salai guggul" sei ein traditionelles ayurvedisches Heilmittel, das zur Behandlung von entzündlichen Erkrankungen verwendet werde, erklärte Dr. Singh. Und zeigte dem deutschen Kollegen die Ergebnisse eines pharmakologischen Versuches: Der Trocken-Extrakt hatte eine experimentell erzeugte Entzündung im Tierversuch verhindert. Dr. Singh vermutete, die sogenannten Boswelliasäuren des Weihrauchs könnten an der entzündungshemmenden Wirkung beteiligt sein. Er bat Ammon, das Pulver mitzunehmen. Er glaubte, der hätte in Deutschland bessere wissenschaftliche Möglichkeiten, herauszufinden, wie das traditionelle ayurvedische Medikament wirkt. Ammon wollte nicht unhöflich sein. Er nahm das Fläschchen mit nach Tübingen. Stellte es in seinem Büro in den Schrank. Dort verstaubte es.

Zwei Jahre später – es gibt keine Zufälle! – kam ein neuer wissenschaftlicher Mitarbeiter an das Pharmazeutische Institut der Universität Tübingen. Der Biochemiker Dr. Hassan Safayhi hatte sich in seiner Dissertation mit der Wirkung von entzündungshemmenden Stoffen beschäftigt. Da erinnerte sich Ammon an das weiße Pulver in seinem Schrank. Er beauftragte den neuen Kollegen damit, die Substanz zu untersuchen. Das Ergebnis war verblüffend: das Medikament aus Indien schien tatsächlich anti-entzündlich zu wirken. 1991 erschien eine erste Publikation. Ammon und seine Mitarbeiter fragten sich jetzt, was die ayurvedische Medizin unter „Salai guggul" versteht. Zu ihrer großen Überraschung fanden sie in einschlägigen Büchern, dass es sich dabei um den indischen Weihrauch, das Gummiharz aus dem Baum Boswellia serrata, handelte.

Weihrauch – pharmazeutisch Olibanum genannt – war bis Mitte des 20. Jahrhunderts auch ein Heilmittel unserer Kultur. Es war Bestandteil des Deutschen Arzneibuches und wurde von Ärzten verordnet. Im „Lehrbuch der Biologischen Heilmittel" von Gerhard Madaus wird Olibanum noch im Jahr 1938 empfohlen zur innerlichen Anwendung bei Heiserkeit, Gicht, Rhema, Blasen- und Nierenleiden. Äußerlich bei Furunkeln. Wissenschaftliche Daten lagen nicht vor. Die Empfehlungen basierten auf den überlieferten Heilerfolgen mit dem Harz des Weihrauchbaumes.

3. Das Elixier der Liebe

Mika Radans Weg zum Weihrauch

„Die Bäume sind nicht wichtig, um dieses Leben auf der Erde aufrechtzuerhalten, nein, die Bäume sind wichtig, um die menschliche Seele zu retten." (Josef Beuys)

Einst hatten Bäume eine besondere Bedeutung. Unseren Vorfahren boten sie Schutz und Nahrung. Waren Heilung für Körper, Geist und Seele. Sie waren Sitz der Götter, Verkörperung von Kraft und Fruchtbarkeit. Die Weisen erledigten ihre Aufgaben im Schatten der Bäume, man saß hier zu Gericht, auch die Thronerhebung der Könige fand hier statt. Später waren Bäume Grabstätten verdienter Männer. Große alte Bäume wurden verehrt. Das hebräische allon (Eiche) und elah (Terebinthe) sind identisch oder verwandt mit den Wörtern für „Gott" und „Göttin".

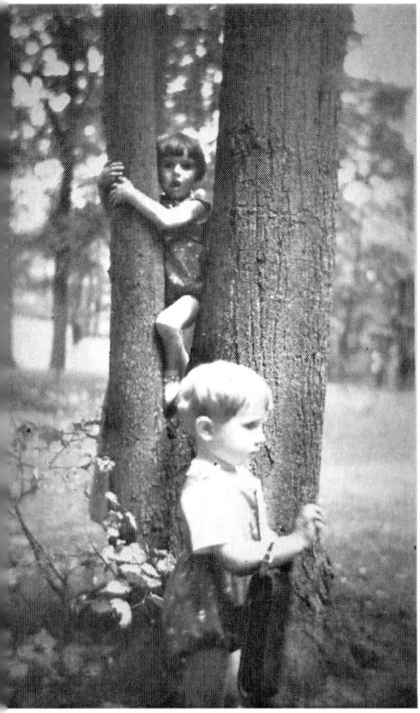

Mein Freund der Baum

Mika Radan entdeckte seine Liebe zu den Bäumen schon als kleiner Junge. Er hörte wie gebannt zu, wenn Alexandra im Radio „Mein Freund, der Baum" sang.

Als kleines Mädchen kam ich schon
zu dir mit all den Kindersorgen
ich fühlte mich bei dir geborgen
und aller Kummer flog davon
Hab ich in deinem Arm geweint
strichst du mir mit deinen Blättern
mir übers Haar mein alter Freund.

Für Mika Radan sind Bäume Quellen der Kraft, der Reinigung und der Heilung. Er nimmt Kontakt auf zu den Bäumen. Er umarmt sie. Er spricht mit ihnen. Er bittet sie, ihm Informationen zu geben.

„Betrachte den Baum als einen Meister. Er ist älter als Du. Die meisten Bäume sind älter als Du. Sie haben reine Information. Denn ein Baum kann nicht werten. Er trägt die pure Information in sich. Er ist die Quelle. Möchtest Du Information von einem Baum, nimm Kontakt auf mit Deinem wahren liebenden Herzen. Und Du wirst die Essenz des Baumes spüren. “

Die Bäume geben Mika Antwort. Die Antworten offenbaren sich ihm in Bildern.

Wenn Mika seinen Lieblingsbaum – den Baum der Liebe, wie er ihn nennt – besucht, geschieht immer etwas Außergewöhnliches.

„Jedes Mal, wenn ich zu diesem Baum gehe, passiert etwas. Eines Tages lehnte ich mich an den Stamm und verband mich ganz tief mit ihm. Mit seinen Wurzeln und seiner Energie. Wir waren eins. Der Baum sagte: Geh zu meinem Herzen. Ich war verblüfft und sagte, ich bin doch mit Deinem Herzen verbunden, mit Deinen Wurzeln, ich spüre Deine Liebe, Deine Kraft, Deine Schönheit. Ich verstand einfach nicht, was der Baum meinte. Er wiederholte immer wieder: Geh zu meinem Herzen.

Ich bedankte mich bei dem Baum, umarmte ihn und machte mich auf den Weg nach Hause. Plötzlich stolperte ich und schaute auf den Boden. Er war bedeckt von Blättern und Ästen. Ich schob alles zur Seite .... und traute meinen Augen nicht: Ein Baumstumpf in der Form eines Herzens! Ich stellte mich auf das Herz und schloss die Augen. Ein Vibrieren lief durch meinen Körper. Ich fühlte mich verbunden. Mit diesem Platz und den Bäumen. Ich spürte, dass der Kreis sich geschlossen hatte. Die Botschaft war: Nun bist Du ein Baum. Nun bist Du einer von uns.

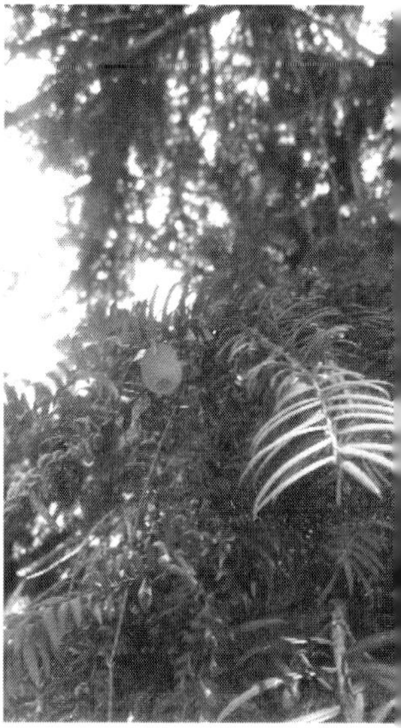

Der Baum der Liebe

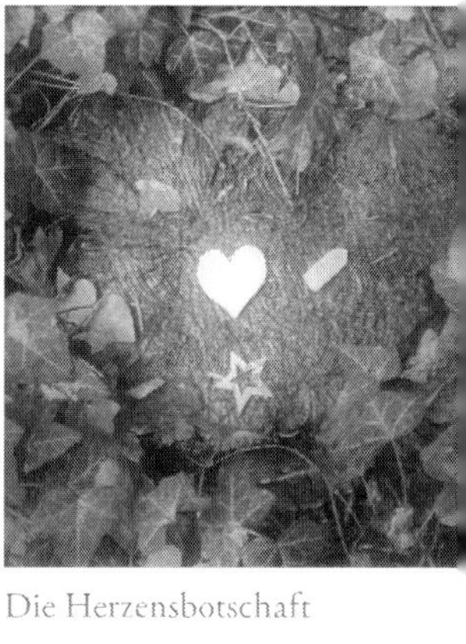

Die Herzensbotschaft

Das ist schon viele Jahre her, doch diesen Augenblick werde ich nie vergessen. Die Stelle ist inzwischen überwuchert von Efeu. Das Baumherz ist nicht mehr so gut zu erkennen wie am Anfang, doch die Energie ist unverändert und überwältigend. Viele Menschen, mit denen ich den magischen Platz besuchte, spürten die besondere Energie. Ein Kribbeln, Wärme. Wenn sie sich auf das Herz stellten, konnten sie ihre Ängste, ihre Sorgen gehen lassen. Sie zogen weiter wie die Wolken am Himmel."

Wenn ein Baum so viel Kraft und Liebe geben kann, dann muss seine Essenz, der Harz, eine wahres Lebens-Elixier sein, sagt Mika. Aus dem Blut verschiedener Bäume und weiteren wertvollen Substanzen stellt er Tinkturen her. Das „Elixier der Liebe".

„Die wahre Kraft liegt im Elixier der Bäume. Es ist flüssig, es ist kräftig, es kräftigt, wir nennen es Harz. Vielleicht sollten wir es lieber Herz nennen?"

Jeder Baum, es spielt keine Rolle, wo auf dieser Welt er steht, jeder Baum hat seine Einzigartigkeit so wie auch jeder Mensch. Und so hat jeder Baum seinen speziellen heilenden Duft. Jeder Duft hat eine heilsame Wirkung. Denn jeder Baum bringt sein eigenes Heil-Elixier hervor, um sich zu schützen. Das gilt auch für das Harz. Es ist der Saft, das Blut der Bäume. Wenn Sie mit Baumharz räuchern, erreicht der Duft eine der ältesten Gehirnstrukturen, das limbische System. Dort werden Sinneserfahrungen mit Erinnerungen und Gefühlen in Beziehung gesetzt. Das Harz des Weihrauches, die Ägypter nannten ihn die Tränen der Götter, entfaltet eine besonders wohltuende Wirkung.

4. Geschichte des Weihrauchs

4.1. Die drei Weisen aus dem Morgenland

„... und sie gingen in das Haus und sahen das Kind mit Maria, seiner Mutter , und fielen nieder und beteten es an und taten ihre Schätze auf und schenkten ihm Gold, Weihrauch und Myrrhe".

So wird in Matthäus 2 die Begegnung der drei Weisen aus dem Morgenland mit dem gerade geborenen Jesus beschrieben. Der sechste Januar, der Drei-Königs-Tag, erinnert daran. Die Gaben der Magier waren wertvolle Geschenke, die eine symbolische Bedeutung hatte. Weihrauch als Opfergabe steht in den antiken Kulturen für den Bezug des Geistes zu den höheren Mächten. Myrrhe für die Überwindung des Zeitlichen und die Transzendenz. Das Sonnenmetall Gold bringt Licht in Körper und Seele, symbolisiert die spirituelle Macht in der diesseitigen Welt und ist Sinnbild für Unvergänglichkeit.

Weihrauch begleitete die Menschen von der Geburt bis zum Tod. So wurde der Kopf eines Neugeborenen mit Weihrauch gesalbt, um es nach der Anstrengung der Entbindung zu beruhigen. Bei der Letzten Ölung sollte das Olibanum-Öl die Seele dabei unterstützen, in den Himmel aufzusteigen. Weihrauch – die göttlichste aller Substanzen. Beim Räuchern schlägt Weihrauch eine Brücke von der materiellen zur spirituellen Welt. Weihrauch wurde entzündet, um die Intuition zu vertiefen, den Blick auf das Wesentliche zu fördern und den Geist zu klären. Der „Duft des Himmels" half den Menschen, in Kontakt zu ihrer Seele zu kommen. Über Jahrtausende hinweg wurde im Alten Ägypten mit Weihrauch geräuchert. Durch Weihrauch- und andere heilige Öle waren die Priesterinnen und Priester in der Lage, mit Energien höherer Dimensionen in Kontakt zu treten.

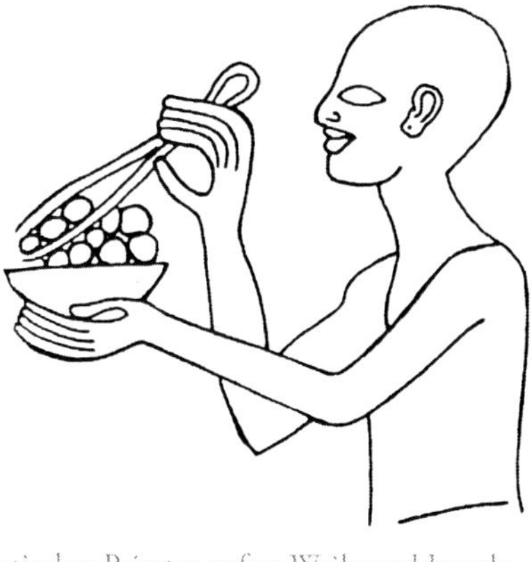

Ägyptischer Priester opfert Weihrauchkugeln
Quelle: C. Rätsch, Weihrauch und Copal, AT-Verlag, S. 85

In einem alten Pyramidentext steht zum Weihrauch geschrieben:
„Das Feuer ist angelegt, das Feuer leuchtet,
der Weihrauch ist aufs Feuer gelegt, der Weihrauch leuchtet.
Dein Duft kommt zu dem König Unis, o Weihrauch.
Der Duft des Königs Unis kommt zu Dir, o Weihrauch.
Euer Duft kommt zu dem König Unis, ihr Götter.
Der Duft des Königs Unis kommt zu Euch, ihr Götter.
König Unis ist mit Euch, ihr Götter.
Ihr seid mit König Unis, ihr Götter.
König Unis lebt mit Euch, ihr Götter.
Ihr lebt mit König Unis, ihr Götter.
König Unis liebt Euch, ihr Götter.
Ihr liebt ihn, ihr Götter."

Wie wichtig der Weihrauch den Ägyptern war, zeigt die Tatsache, dass er nach alten Aufzeichnungen zu den Dingen gehört, die in der Großen Pyramide untergebracht waren, um sie im Falle einer großen Flut der Nachwelt zu erhalten.

„... In den Räumen wurden verschiedene Himmelsgewölbe und die Planeten dargestellt ... dazu kamen Weihrauch, den man den Sternen opferte, und Bücher über diese."

In der **Heiligen Schrift** finden sich über 180 Verweise zu heiligen Ölen, Weihrauch und Myrrhe werden oft erwähnt.

„Was steigt da herauf aus der Wüste wie ein gerader Rauch, wie ein Duft von Myrrhe, Weihrauch und allerlei Gewürz des Krämers?" (Hohelied 3,6)

„Der lieblichste Duft ging von mir aus, wie Duft von Zimt, Gewürzrohr und Myrrhe, wie der von Galbanunm, Onyx und Stakte, von den Weihrauchwolken im heiligen Zelt." (Buch Sirach, 24,15)

„Und ein anderer Engel kam und trat mit einer goldenen Räucherpfanne an den Altar ihm wurde viel Weihrauch gegeben, den er auf dem goldenen Altar vor dem Thron verbrennen sollte, um so die Gebete aller Heiligen vor Gott zu bringen. Und aus der Hand des Engels stieg der Weihrauch mit den Gebeten der Heiligen zu Gott empor." (Offenbarung 8, 3-4)

Im **Alten Testament** wird Moses von Gott die Rezeptur für eine Räuchermischung mit Weihrauch übermittelt:

„Besorge dir wohlriechende Stoffe: Myrrhe, Onyx, Galbanum, Gewürzkräuter und reines Weihrauchharz. Nimm von jedem die gleiche Menge und lass daraus die Mischung für das Räucheropfer bereiten. Füge auch etwas Salz hinzu und verwende nur reine Stoffe. … Diese Weihrauchmischung soll euch als etwas besonders Heiliges gelten, deshalb ist sie mir allein vorbehalten; ihr dürft sie nicht für euren eigenen Gebrauch herstellen."

In Exodus 30, 22–25 erhält Moses die Anleitung, wie das heilige Salböl hergestellt werden soll: „Und der HERR redete mit Mose und sprach: nimm dir die beste Spezerei: die edelste Myrrhe, fünfhundert Lot *(1 Lot = 1/32 Pfund)*, und Zimt, die Hälfte davon zweihundertundfünfzig, und Kalmus, auch zweihundertundfünfzig Lot, und Kassia, fünfhundert nach dem Gewicht des Heiligtums und eine Kanne Olivenöl. und mache daraus eine heiliges Salböl nach der Kunst des Salbenbereiters."

Myrrhe spielte bei der Geburt und beim Tod Jesu eine Rolle. Sie ist eine der drei Gaben der Weisen aus dem Morgenland; Nikodemus balsamiert den Leichnam Jesu mit einer Mischung aus Aloe und Myrrhe ein. Im Markusevangelium wird Jesus am Kreuz ein Becher mit Myrrhe gereicht, den Jesus ablehnt. (Mit Myrrhe und Weihrauch versetzter Wein – ähnlich dem griechischen Retsina – wurde damals als Schlaftrunk und zur Betäubung von Hinrichtungskandidaten gereicht.)

4.2. Weihrauch - das Gold der Düfte

Weihrauch war eines der Luxusgüter der Antike, kostbarer als Gold. Er bescherte den Anbaugebieten im Zweistromland sagenhaften Reichtum. Arabia felix – glückliches Arabien nannten die Römer das Ursprungsland des Olibanum. Auf der sogenannten „Weihrauchstraße" wurden Weihrauch und Myrrhe, die wichtigsten Harze Südarabiens, mit Dromedar-Karawanen von Jemen und Oman aus ins Heilige Land transportiert. Für die rund 3400 Kilometer lange Strecke brauchten die Kamelkarawanen alten Berichten zufolge bis zu 100 Tage. In den Städten mussten die Händler saftige Zölle entrichten, unterwegs lauerten oft räuberische Banden, so manche Ladung des heiligen Harzes kam nie in Europa an.

Weil Weihrauch kostbarer war als Gold, waren auch Fälschungen auf dem Markt.

Der „Schweiß der Götter" wurde bei allen Zeremonien geräuchert und war Zutat vieler aphrodisierender Zubereitungen. Allein in der Stadt Babylon wurden jedes Jahr 26-tausend kg Weihrauch verbrannt. Bei der Beisetzung von König Herodes sollen 5-tausend Sklaven mit Weihrauchgefäßen vorangeschritten sein.

Der Rauch des Harzes war für die Ägypter gleich bedeutend mit dem Duft der Götter. In der Legende von Deir el-Bahri und Luxor erweckt der Gott Amun die schlafende Königin Ahmose mit seinem betörenden Duft.

„Die Königin erwachte von dem Wohlgeruch des Gottes, und sie lachte in der Gegenwart seiner Hoheit. Er kam zu ihr geraden Weges und entbrannte für sie. Er schenkte ihr sein Herz und ließ sie seine Göttergestalt schauen, als er vor sie getreten war. Sie freute sich, als sie seine Schönheit erblickte, und Liebe durchströmte ihren Körper. Der Palast aber war durchflutet vom Geruch des Gottes, alle seine Düfte waren die von Punt."

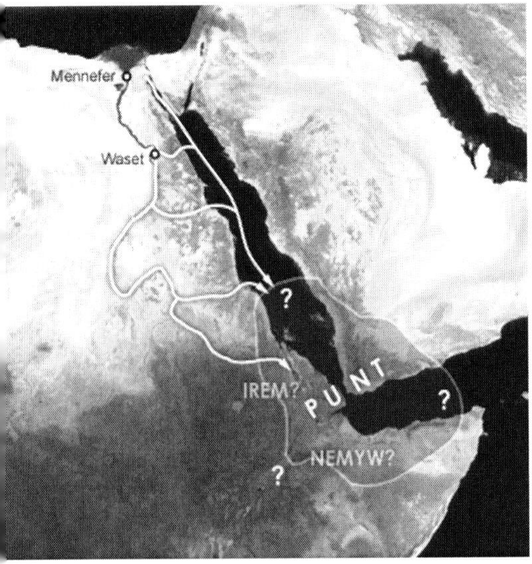

Gottesland Punt am Roten Meer mit Handelsrouten
Quelle: Wikipedia

Nach **Punt**, in das sagenumwobene „Land Gottes", schickte Ahmoses Tochter, die Pharaonin Hatschepsut, eigens eine Expedition, um Myrrhe- und Weihrauchbäume für die Terrassen ihres Totentempels in Theben zu holen. Den Auftrag soll sie durch ein Orakel von ihrem himmlischen Vater Amun höchstpersönlich erhalten haben:

„Suche die Wege nach Punt! Erschließe die Straßen zur Myrrhenterrasse. Führe das Heer auf dem Wasser und auf dem Land, um die Wunder des Gotteslandes zu bringen für diesen Gott, der deine Schönheit, Hatschepsut, schuf!"

Die Vorbereitungen für die abenteuerliche Expedition dauerten Monate, fünf Schiffe machten sich auf dem Weg und brachten die begehrten Pflanzen nach Ägypten. Doch sie gingen ein. Heute weiß man, dass Weihrauchbäume sich nicht verpflanzen lassen.

Der Tübinger Professor Dr. Christian Leitz legte mit einem Team aus deutschen, polnischen und ägyptischen Archäologen seit 2003 den letzten noch unerforschten Tempel im Land am Nil frei. Ptolemaios XII., der Vater von Kleopatra, ließ den majestätischen Bau zu Ehren der Löwengöttin Repit über der Stadt Athribis errichten. Eine kleine Kammer neben dem Allerheiligsten birgt einen einzigartigen Schatz: Darstellungen sämtlicher Weihrauch-Baumarten bedecken die Wände. Reliefs und eine Fülle von Inschriften künden von der Herstellung und den Zutaten spezieller Räuchermischungen.

Zu Ehren der ägyptischen Schutzgöttin Isis opferte man in Ägypten alle sechs Monate in einer prunkvollen Zeremonie einen mit Weihrauch, Myrrhe und anderen duftenden Substanzen gefüllten Ochsen. Mit Öl übergossen wurde er dem Feuer übergeben.

Die **Königin von Saba** brachte König Salomo neben vielen Kostbarkeiten der arabischen Halbinsel ganze Kamelladungen von Balsam[1], Myrrhe, Weihrauch und Gewürzen. Mit betörenden Düften wollte sie verhindern, dass er sich in ihre Geschäfte mit den Ägyptern einmischte.

„Sie gab dem König hundertzwanzig Talente *(babylonische Maßeinheit – entspricht etwa 27 Kilo)* Gold, dazu eine große Menge Balsam. Niemals mehr kam so viel Balsam in das Land, wie die Königin von Saba dem König Salomo schenkte."

Die duftenden Gaben, die Schönheit und Klugheit der Königin inspirierten Salomon zu einem der schönsten Liebesgedichte der Weltliteratur, dem Hohelied der Bibel. Weihrauch, Myrrhe und andere kostbare Pflanzenessenzen werden hier zum Symbol der Sinnlichkeit.

„Bis wehn wird der Tag und die Schatten flüchten will ich gehen hin zum Myrrhenberg und zum Weihrauchhügel."

---

1 Ein Geheimnis aus biblischer Zeit

„Du bist gewachsen wie ein Lustgarten von Granatäpfeln mit edlen Früchten, Zyperblumen mit Narden, Narde und Safran, Kalmus und Zimt, mit allerlei Weihrauchsträuchern,
Myrrhe und Aloe, mit allen feinen Gewürzen."

„Ich stand auf, um zu öffnen meinem Freunde die Hand an den Griffen des Riegels. Da troffen meine Hände von Myrrhe, von flüssiger Myrrhe meine Finger."

Der Balsam zählte zu den wichtigen Räucherstoffen der Antike. Er wurde auch als Mekkabalsam oder Balsam von Gilead bezeichnet. Balsam war doppelt so teuer wie Gold. Er galt als größte Einnahmequelle des Königs Herodes, der damit den Bau seiner Paläste finanzierte. Verwendung fand Balsam als Zutat zum heiligen Salböl, als Heilmittel bei der Wundbehandlung und Gegengift bei Schlangenbissen sowie als Bestandteil von Ölen und Parfüms. Balsam war Grundlage für eines der exklusivsten Parfums des Altertums: Afarsemon. Es wurde dutzende Male in der Bibel, im Talmud sowie in griechischen wie römischen Schriften erwähnt und beschrieben.

In Palästina gab es große Balsam-Plantagen in der Oase der Stadt Jericho und in En Gedi direkt am Ufer des Toten Meeres. Wie man die Wildpflanze Commiphora gileadensis künstlich anbaut und aus ihren Zweigen winzige Mengen eines betörend duftenden Harzes gewinnt, war ein gut gehütetes Geheimnis. Es ging verloren um das Jahr 130, als die Römer einmarschierten: Jüdische Kämpfer rissen sämtliche Afarsemon-Pflanzen aus, damit sie den Besatzern nicht in die Hände fielen. Es gelang nicht mehr, die Commiphora gileadensis, die heute noch in Ostafrika und im Jemen als Wildpflanze gedeiht, dauerhaft in Israel wieder anzusiedeln. Nun macht ein israelischer Züchter im Westjordanland einen neuen Versuch. Guy Erlich gab für diese Pflanze fast alles auf: Seine Festanstellung bei einer Lokalzeitung, sein Haus, seine politischen Prinzipien. Er zog mit seiner Familie von Jerusalem in die Wüste, von Israel ins West-Jordanland, in den Kibbuz Almog. Dort lebt Guy Erlich als Siedler nahe der palästinensischen Stadt Jericho. Und züchtet Commiphora gileadensis, den „Exportschlager des Königreichs Juda". Außerdem 30 Arten Myrrhe und Boswellia sacra, arabischen Weihrauch, der als fast ausgerottet gilt – und ebenso schwer zu kultivieren ist wie der Balsam von En Gedi. Erlich hat festgestellt, dass das Harz auch wesentlich schwerer zu verarbeiten ist als Weihrauch oder Myrrhe. Dennoch hat er eine Vision: Ein Naturheilmittel und Kosmetik daraus herzustellen wie vor 2000 Jahren. Bisher hat er nur ein Parfüm entwickelt. Das Destillat der Gileadensis sieht aus wie Hustensaft und riecht auch so ähnlich.

(http://jerichovalley.com/en/about-us;
http://www.sueddeutsche.de/wissen/botanik-das-bibel-gruen-1.3812276
(http://jerichovalley.com/en/16-hebrew/ונילע-ובתכ/30-artical in haarets)

Israelische Wissenschaftler glauben, das Geheimnis um das biblische Parfüm gelüftet zu haben: Sie züchteten jene Pflanze, aus der das biblische Parfum „Afarsemon" hergestellt wurde. Das Ergebnis ihrer Forschungen präsentierten Zohar Amar und David Iluz von der Bar Ilan Universität am 1. September bei einem Archäologenkongress in Jerusalem. Sie erklärten, es entspreche nicht ganz den Vorstellungen, die wir heute von einem exklusiven und betörenden Parfüm haben. Vielleicht haben die Duftforscher die Rezeptur eines der teuersten Parfüms des Altertums doch noch nicht ganz entschlüsselt.
(n-tv.de/wissen/Das-Parfuem-der-Koenigin-von-Saba-article1406891.html)

In der **römischen Republik** verdrängte das symbolische Rauchopfer die Tieropfer an die Götter. Es gab keine Zeremonie, kein Fest, bei dem nicht das wohlriechende Harz – die „Nahrung der Götter" – geräuchert wurde. Die Weihrauchkörner wurden in speziellen Gefäßen verbrannt. Es hieß, Olibanum lasse Gott erkennen. Die Kaiser Roms befahlen, dass die Untertanen vor ihrem Bild Rauchopfer abhielten. Um 100 n. Chr. wurden im Jahr durchschnittlich allein 3-tausend Tonnen Weihrauch und 600 Tonnen Myrrhe verräuchert. Jährlich wurden aus Arabien zwischen 1400 und 1700 Tonnen Weihrauch importiert. In Rom wurde der Venus häufig Weihrauch geopfert, um Zuneigung bei der bzw. dem Geliebten zu erlangen. Venus galt zudem auch als Göttin der Wohlgerüche.

Neben der religiösen Bedeutung hatte das Weihrauch schwenken im alten Rom auch eine ganz pragmatische: Der Rauch überdeckte den Gestank nach Kot, Urin und Abfall. Bei den Spielen im Kolosseum wurde Weihrauch verbrannt, um den üblen Geruch der Tierkadaver zu kaschieren.

Die reiche Oberschicht der Römer parfümierte in ihren Villen und Landhäusern Möbel, Fußboden und Wände mit Weihrauch. Den Hausgöttern wurden Opferräucherungen dargebracht: Weihrauch, Myrrhe und teure ätherische Öle, die in kostbaren Gefäßen und goldenen Lampen verbrannt wurden. Als Auftakt vor Gelagen ließ der römische **Kaiser Nero** seine Gäste von Kopf bis Fuß mit duftenden Salben parfümieren. Seine Gattin Poppaeia verwendete nach ihrem täglichen Bad in Eselsmilch wohlriechenden Substanzen, die die besten Parfümeure Zyperns hergestellt hatten. Bei der Beerdigung seiner Frau opferte Nero eine gesamte Jahresernte arabischen Weihrauchs, um sich mit der Toten zu versöhnen. Der Despot hatte sie in einem Wutanfall umgebracht. Bei den römischen Totenfeiern wurde Weihrauch auf einem Scheiterhaufen und am Grab verbrannt. Fünfzig Pfund des wertvollen Harzes als Beigabe waren bei der Einäscherung eines Adligen nichts Ungewöhnliches.

Die Liebesgöttin **Aphrodite** soll selbst den Gebrauch von orientalischem Räucherwerk in das griechische Opferritual eingeführt haben. Die Lieblingsopfer für die Göttin sollen köstliche Parfums, Balsame, Räucherstoffe und Olibanum gewesen sein. Der erste griechische Herrscher, dem nachweislich Weihrauch dargebracht wurde, war Alexander der Große. In seiner Jugend tadelte ihn sein Erzieher, weil er anlässlich einer Opferfeier zu viel Weihrauch verbraucht hatte. Nach der Einnahme von Gaza schickte Alexander dem Philosophen 500 Talente Weihrauch und 1000 Talente Myrrhe, damit er den Göttern gegenüber nicht so knausern müsse.

Auch die **Kanaaniten** räucherten regelmäßig mit Weihrauch. Morgens und abends hielten die jüdischen Priester am Altar ein Weihrauch-Opfer ab.

Die **Chinesen** verräucherten Weihrauch, bevor sie das Orakelbuch I Ging befragten. Die Inder vertrieben mit dem Baumharz Dämonen und Fremdenergien.

Zu Zeiten **Karls des Großen** wurde Olibanumharz nicht nur bei Gottesdiensten, sondern auch bei „Gottesgerichten" geräuchert.

In der frühen Neuzeit wurde dem Weihrauch berauschende, euphorisierende, stimmungsaufhellende Wirkung nachgesagt. Mag sein, dass es genau das war, das so manchen in die Kirche zog. In der Fachwelt wurden sogar Fälle von Weihrauch-Abhängigkeit bei Ministranten diskutiert und die Frage, ob Weihrauch THC enthalte. Dass dies nicht der Fall ist, hat die Studie eines Basler Apothekers ergeben.

In der katholischen Kirche wird Weihrauch vor allem in der Messe und im Stundengebet verwendet. Aber auch bei Prozessionen und Andachten wird geräuchert.

Der Weihrauch ist ein Symbol für die Reinigung, die Verehrung und das Gebet. In der katholischen Liturgie soll der Gottesdienst ein Fest für alle Sinne sein, also auch für den Geruchssinn. Weihrauch gilt als ein Zeichen von Gottes Gegenwart.

Weihrauchgebet

„Gepriesen bist du, Herr unser Gott, Schöpfer der Welt.
Du schenkst uns das Harz der Bäume und das Öl der Pflanzen,
damit ihr Duft den Menschen erfreue und ihn belebe.
Wie dieser Weihrauch aufsteigt,
so steige auch unser Beten vor dir auf,
denn dir allein gebührt Dank, Ehre und Lobpreis in Ewigkeit."

(Guido Fuchs, in: Liturgie Konkret 1/1990)

„Der Weihrauch trifft Tiefenschichten im Menschen, die wir mit Worten nicht erreichen", sagt der Pfarrer einer fränkischen Kleinstadt, der regelmäßig Weihrauch-Meditationen durchführt. Auch Pfarrer Ferdinand Rauch von der katholischen Kirchengemeinde St. Georg im hessischen Poppenhausen hat in der Fastenzeit eine Weihrauch-Meditation durchgeführt. Mit seiner Zustimmung wird der Text in diesem Buch veröffentlicht (im *Kapitel 14.5. Meditationen).*

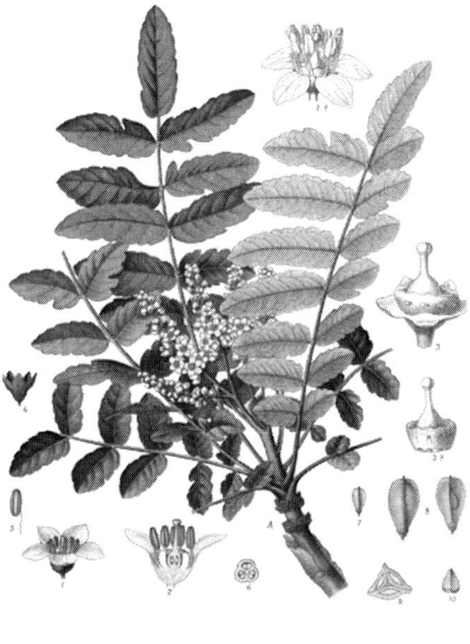

Weihrauch in „Köhlers Medizinalpflanzen", erstmals 1887 veröffentlicht
Quelle: WikiPharma

4.3. Weihrauch - ein Heilmittel mit langer Tradition

Weihrauch, Myrrhe und Gold. Die Gaben der Heiligen Drei Könige, hatten nicht nur symbolische Bedeutung, sondern auch medizinische. Priester des alten Ägypten beschrieben die segensreiche Wirkung der Harze bei der Behandlung von Wunden und Hautausschlägen. Aus Weihrauch wurden Mittel gegen Erkältungskrankheiten, und Entzündungen, Gicht und Darmerkrankungen hergestellt. Weihrauch wurde zur inneren und äußeren Anwendung bei gutartigen und bösartigen Tumoren verordnet. Arabische Ärzte in der alten Welt, die nicht nur Medizin, sondern auch Kosmologie, Astrologie, Alchemie und Pflanzenkunde studiert hatten, kannten über 80 Weihrauch-Zubereitungen. Theophrastos von Eresos erwähnt in seiner Pflanzengeographie „Historia plantarum" die in Arabien wild wachsenden Bäume. 400 Jahre später widmete Plinius d.Ä. dem Weihrauch in seiner „Naturalis historiae" zwar viele Anekdoten, doch er hatte nur eine vage Vorstellung, wie die Pflanze aussah und wie das kostbare Harz – lateinisch „tus" genannt – gewonnen wurde. Im alten China behandelte man vor allem Hautleiden, auch die Lepra, mit Zubereitungen aus Olibanum. In Afrika wurde Weihrauch traditionell angewandt bei Krankheiten wie Bilharziose, Syphilis und Magenleiden. Auch psychische Erkrankungen wurden mit Weihrauch behandelt.

Unzählige Weihrauch-Rezepturen sind auch von den namhaftesten Ärzten der damaligen Zeit überliefert: Hippokrates, Paracelsus, Dioskurides, Galen. Sie verwendeten Harz und Rinde in allen Variationen: Als Salbe bei Brandwunden, Schuppenflechte oder Warzen; als Pulver zum Desinfizieren von Wunden. Als Einlauf bei Verstopfung. Zur Inhalation bei Bronchitis. Als Gurgelwasser bei Mandelentzündung. Avicenna schreibt in seinem „Kanon der Medizin" über den Weihrauch: „Er nützt dem Verstand und stärkt ihn".

Auch im **Lorscher Arzneibuch** aus dem 8. Jahrhundert finden sich Rezepte mit Olibanum.

Mittel gegen Augenjucken: „Zerstoß Ammoniakgummi, Aloe, Myrrhe und Weihrauchkörner mit scharfem Essig und trage es mit der Feder auf dem juckenden Auge auf. Es lindert den Juckreiz."

Aus 25 Ingredienzien – als erste wird Weihrauch genannt – besteht ein „Panazee" (Allheilmittel), „das gegen alle Krankheiten hilft und Gicht erzeugende Säfte austrocknet. Man trinkt es ein Jahr lang, es wird verhindern, dass die Säfte bis zu den Füßen fließen, es wird keine Magenschmerzen und Krankheit zulassen."

Im frühen Mittelalter wurde Weihrauch in der Krankenpflege und zur Bekämpfung der Pest eingesetzt. Man glaubte, durch das Räuchern die sogenannten Miasmen vertreiben zu können. In einer Zeit, in der man noch nichts über Viren und Bakterien als Krankheitserreger wusste, herrschte der Glaube, Krankheiten und Seuchen entstünden durch faulige Prozesse in der Luft und im Wasser.

Die populärste Heilkundige des Mittelalters, **Hildegard von Bingen**, verwendet Olibanum in einer recht eigenwilligen Rezeptur: Duftplätzchen aus Weihrauch und Semmelmehl für über anstrengte Augen und als „Hirnmittel":

„Hernach halte dir diese Törtchen oft unter die Nase, und deren Duft macht dich stark und klärt deine Augen und füllt dein Gehirn auf."

Auch bei Schwerhörigkeit und Tinnitus setzt Hildegard von Bingen Weihrauch ein. Sie empfiehlt eine Räucherung des Gehörganges mit weißen Weihrauchkörnern – ähnlich wie bei den indianischen Ohrkerzen. Bei Schnupfen empfiehlt Hildegard von Bingen eine Weihrauch-Inhalation. Auch für **Sebastian Kneipp** gehört Weihrauch in die Hausapotheke. 1886 empfiehlt er zur Stärkung der inneren Gefäße die Brust mit „Weihrauchkörnern der weißen Sorte" einzureiben.

Im frühmittelalterlichen **Persien** verordneten die Heilkundigen Olibanum gegen Sommersprossen, Pockennarben und Tollwut.

In **China** wurden mit Olibanum-Zubereitungen Hautkrankheiten, darunter die Lepra, behandelt.

In **Indien** wird in der „Medizinflasche von Ajanta" von der Heilkraft des Weihrauchs berichtet. Die Ärzte der Maharadschas bekämpften damit „Tollheit" und Epilepsie. Auch Heiserkeit, Schnupfen und Frauenleiden waren eine Indikation. Außerdem wurde Weihrauch in Indien verordnet bei Fieber, Krämpfen, Harnröhrenausfluss, Hodenerkrankung, Bronchitis, Asthma, Husten, Syphilis, Mundhöhlenentzündung, Tumor, Kropf, Kehlkopfentzündung, Gelbsucht und Arthritis, Geschwüren, Hämorrhoiden, Hauterkrankungen und Ringelflechte.

Weihrauch-Harz wird beschrieben als süß, bitter, adstringent (zusammenziehend), schleimlösend, schweißtreibend, entwässernd, abortverursachend, antiseptisch, magenstärkend, entzündungshemmend, antiarthritisch, antiarteriosklerosisch, beruhigend, schmerzhemmend und menstruationsbeschleunigend.

In einem alten Handbuch des Ayurveda, dem Bhava Prakash aus dem 14. Jahrhundert, wird Weihrauch (indisch Sallaki) in zwei Sutren erwähnt:

„Sallaki ist Nahrung der Elefanten und der reichlich fließende, wohlduftende Nährsaft des Weihrauchbaumes. Dieser entlässt (produziert) sein Harz, reichlich fließend, einen (heil)kräftigen Saft." (Sutra 22)

„Sallaki ist adstringent und kühlend und heilt schleimig-entzündlichen Durchfall. Sie heilt Blutungen (auch entzündliche Störungen des Blutes) und Wunden, regt an, bringt heraus und nach oben (fördert das Abhusten), stärkt die Stimme und baut körperlich und seelisch auf." (Sutra 23)

Heute wird das „Gold der natürlichen Medizin" tatsächlich bei vielen der Krankheiten eingesetzt, die in den alten Quellen beschrieben wurden. Weltweit gibt es mehr als zehn verschiedene Arten von Weihrauch. Am bekanntesten und verbreitetsten ist der in Nord- und Zentralindien beheimatete Weihrauch Boswellia serrata.

4.4. Myrrhe – die biblische Medizin

„Von Myrrhe und Aloe, von Kassia duftet all dein Gewand" (Psalm 45,9)

In der Bibel wird die Myrrhe mehrfach erwähnt, etwa im Alten Testament (Exodus 30, 23–25), wo ein heiliges Salböl beschrieben wird: „Nimm dir Balsam von bester Sorte: fünfhundert Schekel erstarrte Tropfenmyrrhe, halb so viel, also zweihundertfünfzig Schekel, wohlriechenden Zimt, zweihundertfünfzig Schekel Gewürzrohr und fünfhundert Schekel Zimtnelken, nach dem Schekelgewicht des Heiligtums, dazu ein Hin (= 6,5 Liter) Olivenöl, und mach daraus ein heiliges Salböl."

Myrrhe ist ebenso wie Weihrauch ein Harz. Der Myrrhebaum produziert es, um sich gegen unliebsame Eindringlinge zu schützen und Wunden zu verschließen. Der wissenschaftliche Name Commiphora setzt sich vermutlich aus zwei griechischen

Worten zusammen: „kommi“ – Klebstoff zur Einbalsamierung von Leichen – und „phoros“ – tragend. Das Wort „Myrrhe“ leitet sich wahrscheinlich vom arabischen „murr“ – bitter – ab.

In der Zeit vor Christi Geburt galt Myrrhe als Aphrodisiakum – Betten wurden vor dem Liebesakt mit Myrrhe beträufelt.

Ebenso wie der Weihrauch spielt auch die Myrrhe in der Medizin der Antike eine große Rolle – sie gehört zu den ältesten bekannten medizinisch und kultisch verwendeten Pflanzen. Vor 3000 Jahren schon fand die Myrrhe Erwähnung in verschiedenen Mythologien und medizinischen Schriften.

Schon früh erkannten die Menschen die antibakterielle Wirkung der Myrrhe. In der „Materia medica“, dem größten Werk der damaligen Zeit über die Arzneimittel, empfiehlt der griechische Arzt **Dioskurides** (um 60 nach Chr.) Myrrhe u.a. gegen chronischen Husten, Heiserkeit, Seiten- und Brustschmerzen und starken Durchfall. Der arabische Arzt **Avicenna** erwähnt Myrrhe bei Magen – und Darmerkrankungen. Der wohl bedeutendste Arzt des Mittelalters beschrieb die Myrrhe sehr ausführlich. Magenbeschwerden gehören bei ihm zu den wichtigsten Anwendungen der Myrrhe. Weiter betont er, dass Myrrhe eine öffnende und lösende Kraft auf Blähungen besitze. Sie lindere und schütze vor Fäulnisbildung und ziehe krankmachende Säfte heraus. Sie soll gut für die Haare sein, Narben und Mundgeruch beseitigen sowie bei Geschwüren und Wunden sehr nützlich sein. Hinsichtlich der Verdauungsorgane weist er darauf hin, dass reine Myrrhe den Magen erweiche und bei Aufblähungen des Magens hilfreich sei.

In der Lehre des **Ayurveda** hat die Myrrhe, auch Guggul oder Indische Myrrhe genannt, eine lange Tradition. Das Harz wird verordnet bei Arthritis, Hautentzündungen, Knochenentzündungen, Fettstoffwechselstörungen und Übergewicht. **In klassischen Ayurveda-Schriften wie dem Atharva Veda und dem Sushrutasamhita wird regelrecht von der Myrrhepflanze geschwärmt.**

Guggul – indische Myrrhe

Jüngere Forschungsberichte zeigen, dass die indische Myrrhe aus Sicht der wissenschaftlichen Medizin viel zu bieten hat. Unter den bioaktiven Substanzen finden sich Guggulsterone und Myrhhanol. Sie wirken gegen hohe Cholesterinwerte und hohe Triglycerinwerte, beides Risikofaktoren für Herz-Kreislauf-Erkrankungen.

Einige Laborexperimente weisen darauf hin, dass Guggulsterone Einfluss auf die Gallenflüssigkeit haben und die Fettaufnahme reduzieren. Möglich ist aber auch, dass sie direkt die Arbeit der Schilddrüse anregen und damit gewissermaßen den „hormonellen Fettabbau" anregen. In einer weiteren Laborstudie wurde außerdem festgestellt, dass Guggul bestimmte Rezeptoren in der Leber sensibilisiert und sie quasi davon „überzeugt", mehr (schädliches) LDL-Cholesterin aus dem Körper zu ziehen.

In der Traditionellen Chinesischen Medizin spielen Myrrhe (Mo Yao) und Weihrauch (Ru Xiang) eine wichtige Rolle. Sie werden oft in Rezepturen kombiniert, denn sie ergänzen sich in ihrer Wirkung. Weihrauch ist nach der TCM ein wärmendes Mittel, das auf der Qi-Ebene wirkt; Myrrhe entfaltet als bitteres Mittel die Xue-Ebene (Xue = Blut. Das Blut in der chinesischen Medizin fließt nicht nur in den Adern, sondern auch in den Meridianen. Qi und Xue beeinflussen sich auf vielfältige Weise. Bei einer TCM-Diagnose müssen alle diese Einflüsse vom Arzt berücksichtigt werden.)

Im ersten Buch der „Physica" widmet die wohl bekannteste Naturheilkundlerin Hildegard von Bingen der Myrrhe ein umfangreiches Kapitel. Es beginnt mit detaillierten Ausführungen zur Wirkung der Myrrhe gegen Zauberei. „(Die Myrrhe) hat die unverderbbare Kraft der Erde und duldet daher keine Windbeutelei (Betrug), sondern verjagt alles Windige, und der Teufel verabscheut sie, weil ihre Natur nicht verderbt werden kann und nie ihre Kraft verliert." Wirklich interessant aber sind Hildegard von Bingens Angaben zur Heilkunde. „Und wenn große Fieber den Menschen anfallen, und wenn ihm dann Myrrhe in warmem Wein zu trinken gegeben wird, dann weicht das Fieber von ihm." Sie nennt „Gelbsucht" und Lähmungen. Wer an Magenschmerzen leidet, die von schädlichen Säften herrühren, soll sich eine Salbe aus Myrrhe, Aloe und Fünffingerkraut mit Honig zubereiten, damit ein Hanftuch bestreichen und es sich auf den Bauch binden.

Im 15. Jahrhundert tauchte Myrrhe erstmals auf der Apothekenliste des **Kloster Andechs** auf.

1557 erschien das Kräuterbuch von **Adam Lonitzer**, Stadtarzt zu Frankfurt. Er nennt Myrrhe als Mittel gegen Würmer, Zahnfleischentzündungen und -schwund, sie wirke gegen Mundgeruch und Flechten. Auch die Pillen gegen Asthma, Husten und Schnupfen fehlen nicht, wie auch der Hinweis, dass Myrrhe mit Wein die Verdauung stärkt und den Magen erwärmt. Zusammen mit Käsemolke fördert es angeblich den Stuhlgang. Außerdem soll Myrrhe die Empfängnis der Frauen verbessern.

Im 1887 erschienenen dreibändigen Werk „**Köhler's Medizinal-Pflanzen**" wird die Myrrhe bei Verdauungsschwäche und „Magenkatarrh" empfohlen.

An der Wende vom 18. zum 19. Jahrhundert empfiehlt C.W. **Hufeland** die Myrrhe als Stärkungsmittel für Magen, Herz und Nerven.

Myrrhe wird heute vorwiegend bei entzündlichen Erkrankungen eingesetzt. Besonders gut erforscht wurden die Wirkungen zur Stärkung der Darmbarriere (Berliner Charité, 2013) und zur Linderung von Darmkrämpfen (Uni Leipzig, 2012). Daher wird Myrrhe (oft kombiniert mit anderen Arzneipflanzen) auch bei chronisch entzündlichen Darmerkrankungen und bei Reizdarm eingesetzt. Besonders bei Verdauungskrankheiten, die mit Durchfall einhergehen, hat sich die Myrrhe aufgrund ihrer vielfältigen Wirkungsweise bewährt. Seit über 50 Jahren ist ein Präparat zur Unterstützung der Magen-Darm-Funktion auf dem Markt. Es enthält Myrrhe, Kaffeekohle und Kamille.

Man kann die Myrrhe gut als Tinktur gegen Aphthen (sehr schmerzhafte, oberflächliche Schädigungen der Schleimhaut, meist im Mund), Zahnfleischentzündungen und Parodontose verwenden. Auch über die Anwendung bei Hauterkrankungen wie bei der Psoriasis (Schuppenflechte) gibt es positive Erfahrungsberichte.

4.5. Gold als Medizin

Vor mehr als 5000 Jahren nahmen die Ägypter Gold ein, um sich geistig, seelisch und körperlich zu reinigen. Chinesische und indische Ärzte behandelten seelische und nervliche Leiden mit Gold. Arabische und persische Ärzte verordneten Gold bei Herzbeschwerden. Gold galt den Alchemisten und Heilern wie Paracelsus als Allheilmittel. *„Unter allen Elixieren ist Gold das höchste und wichtigste für uns. Das Gold kann den Körper unzerbrechlich erhalten ... Trinkbares Gold heilt .... alle Krankheiten, es erneuert und stellt wieder her.* Hildegard von Bingen pries ebenfalls die Heilkraft des Goldes. Die Goldkur nach Hildegard von Bingen gilt als Universalheilmittel zur Vorbeugung und Behandlung von Rheuma, Gicht sowie Fieber im Magen (Magenkatarrh), Körperschwellungen, Geschwülsten und Taubheit der Ohren. Auch bei Fieber empfiehlt Hildegard von Bingen Goldwein." *Wer nun Fieber im Magen hat, der nehme Wein, erwärme ihn mit erhitztem Gold und trinke den Wein, und das Fieber weicht von ihm.*

Danziger Goldwasser

Zutaten für 0,7 Liter
0,7 l Schnaps, ca. 45 % vol.
1 Zimtstange
3 Gewürznelken
1 Tl Koriandersamen
1 Tl Kardamomfrüchte gemörsert
180 g Zucker
Schale einer Bio-Zitrone
Schale einer Bio-Orange
1 Handvoll Rosenblüten
1 kl. Stück Macis
6 Wacholderbeeren
Etwas essbares Blattgold

Zubereitung:

Alle Zutaten im Schnaps ansetzen. Zucker dazugeben und für etwa acht Wochen an einen warmen Ort stellen. Den Ansatz abfiltern und in eine Flasche füllen.

Einnahmeempfehlung:

1 Tl täglich

Gold als Arzneizutat findet sich in dem vom Mittelalter bis in die Neuzeit angebotenen aurum potabile (trinkbares Gold, Goldtinktur, Güldenwasser). Es bestand aus in Essig, Pflanzenöl oder aqua vitae (Branntwein)eingelegten, dünn gehämmerten Goldplättchen und galt als Lebenselixier.

Danziger Goldwasser ist ein Gewürzlikör, der Herz und Verdauung stärken soll. Das Originalrezept dürfte aus dem 16. Jahrhundert stammen und essbare

Blattgoldflöckchen beinhaltet haben, daher der Name Goldwasser. Heute gibt es zahlreiche Rezeptvarianten, neben Zimt und Kardamom, werden auch Selleriesamen und Macis, also getrocknete Muskatblüte zum Aromatisieren verwendet.

Ende des 19. Jahrhunderts wurde Gold auch bei Syphilis und Tuberkulose verordnet.

Seit den 1920er Jahren werden Goldverbindungen bei rheumatischen Erkrankungen verabreicht. Gold wird als Lösung injiziert. Bei der Behandlung treten allerdings schwere Nebenwirkungen auf, die teils innere Organe schädigen und Hautausschlag verursachen. Der Therapieerfolg stellt sich erst nach Monaten ein. Inzwischen wird die Gold-Therapie nur noch in 10 % der Fälle eingesetzt.

Warum Gold tatsächlich heilen kann, können Wissenschaftler erst seit einigen Jahren erklären. In winzigen Dosen hat Gold einen regulierenden Einfluss auf das menschliche Immunsystem. Zu diesem Ergebnis kamen schwedische und amerikanische Forscher. Danach verhindern Goldsalze, dass aus dem Zellkern von Immunzellen ein Protein austritt, das Entzündungsreaktionen auslöst.

Gold in der Krebstherapie

Laut dem National Cancer Research Institute NCRI wird es schon bald möglich sein, Gold-Nanopartikel direkt in eine Krebszelle einzusetzen. Diese Partikel transportieren ein Medikament, das die Krebszelle kontrollierbar macht. Anders bei Chemotherapie und Bestrahlung bleiben gesunde Zellen bei dieser Behandlung unversehrt. „Diese Forschungen zeigen das Potential von Gold auf", sagt Cancer Research-Chef Harpal Kumar. Bei Versuchen mit Mäusen wurde mit der Nano-Gold-Therapie eine Überlebensrate von 100 % erreicht. Sämtliche Krebszellen wurden zerstört. Nun muss sich zeigen, ob die Therapie beim Menschen vergleichbare Ergebnisse bringt.

Originalstudie unter *PNAS, doi: 10.1073/pnas.1703151114*

In der klassischen **Homöopathie** nach Samuel Hahnemann wurde eine Spur Gold zur Stimmungsaufhellung bei Depressionen und im Klimakterium verabreicht. Bis heute findet sich Gold in homöopathischen Mitteln. So schreibt die Firma Weleda auf ihrer Webseite über Gold als Medizin:

„Sein Bezug zur Sonne und zum Licht zeichnet es als Herzmetall aus, es wirkt also besonders gut auf die rhythmischen Prozesse im Körper. So wie das Herz den Ausgleich zwischen höchster Konzentration und größter Ausdehnung des Blutes herstellt, schafft auch das Gold die Balance zwischen höchster Dichte und enormer Dehnungsfähigkeit. Hauchfein lässt sich das edle Metall auswalzen, ohne zu zerreißen."

In der Homöopathie wird Gold oft mit Weihrauch und Myrrhe, den Gaben der drei Weisen aus dem Morgenland, kombiniert. Olibanum comp. von Weleda enthält Aurum metallicum praeparatum, Weihrauch und Myrrhe und wird tropfenweise mit Wasser eingenommen. Es soll den Menschen wieder in sein Gleichgewicht bringen. Das anthroposophische Arzneimittel Neurodon enthält Aurum metallicum praeparatum, Kalium phosphoricum und Ferrum Quarz. Es wird empfohlen bei Nervosität, niedrigem Blutdruck und Kopfschmerzen.

In der Chinesischen Medizin wird beschrieben, dass die Herz-Leitbahn gut auf Boswellia sacra carteri, arabischen Weihrauch reagiert. Bei Nervosität und Rastlosigkeit wird empfohlen, den Nieren-Meridian mit einer Mischung aus Olibanum, Myrrhe und Aurum einzureiben. (Aurum comp. Unguentum, Fa. Wala.)

„Aurum potabile, Trinkgold, die geheimnisumwitterte Universalmedizin der Alchemisten, wurde vor einigen Jahren nach alten Rezepturen im Labor hergestellt. Das Procedere lässt heutigen Chemikern sicherlich die Haare zu Berge stehen: Goldmetall wurde aufgelöst, wochenlang destilliert und nach bestimmten Gestirns-Konstellationen verarbeitet. Dabei entstand kein Heilmittel im modernen schulmedizinischen Sinne, sondern eine energetische Essenz. Nach alchemistischem Verständnis enthält sie den Seelenkörper und den Geistkörper des Goldes, seine Lichtenergie und seinen spirituellen Geist. Von einem privaten Testinstitut für biophysikalische Wirkungen in Emmendingen bei Freiburg wurde untersucht, ob dieses Trinkgold positiv oder negativ auf Lebensenergie und Bewusstsein wirkt. Das Ergebnis war überraschend: Die Produktion und Speicherung der Lebensenergie Chi wird angeregt, Steuerungsebenen im menschlichen Energiesystem werden aktiviert, eine Harmonisierung energetischer Ungleichgewichte und Blockaden wird in Gang gesetzt. Probanden berichteten, dass bei längerer Anwendung Unbewusstes und Verdrängtes, das Blockaden hervorruft, ins Bewusstsein gelangten und so verarbeitet werden konnten. Die Essenz bewirkt demnach eine Öffnung für sehr hoch schwingende positive feinstoffliche Energien. Das LIFE-TESTinstitut bewertete das Aurum Potabile als „energetisch sehr gut".

Interessant auch Tests, bei denen gewöhnliches Leitungswasser mit fünf Tropfen Trinkgold pro Liter angereichert wurde. Die Biophotonen-Abstrahlung des Wassers erhöhte sich um rund 43 Prozent. Durch das Trinkgold wird also jenes Licht verstärkt, das unsere Zellen zum Leben brauchen. (*http://www.life-testinstitut.de/*)

Weihrauch, Myrrhe und Gold. Die Gaben der drei Magier aus dem Morgenland an den neugeborenen Jesus waren ein kostbares Geschenk – auf spiritueller, symbolischer, medizinischer und materieller Ebene.

Überlieferte Rezepturen

4.6. Dreikönigs-Räucherung

3 Teile Olibanum
2 Teile Myrrhe
1 Teil Styrax flüssig
1 Teil Zimt- oder Zimtkassienrinde
1 Teil Sternanis

Olibanum, Myrrhe, Zimt und Sternanis werden zermörsert. Das Pulver wird mit dem klebrigen Styrax vermischt und durchgeknetet. Dann die Masse in kleinen Portionen auf die Räucherkohle geben.
(Quelle: *C. Rätsch, AT, S. 52)*

4.7. Heiliges Salböl (dem biblischen Rezept nachempfunden)

120 ml kaltgepresstes Olivenöl
15 Tropfen ätherisches Myrrhe-Öl
3 Tropfen ätherisches Öl Ceylon Zimt
3 Tropfen ätherisches Öl Cassia-Zimt
3 Tropfen ätherisches Kalmus-Öl

Alles in einem sterilisierten Glasgefäß aufbewahren. Mit dem kostbaren Öl wurden in alter Zeit Priester, Propheten und Königen gesalbt und heilige Gegenstände für den Gottesdienst geweiht.

4.8. Ägyptische Räucherung

4 Teile Weihrauch
3 Teile Gummibarabikum
2 Teile Myrrhe
1 Teil Zeder
1 Teil Wacholder
1 Teil Kalmus
1 Teil Zimt

Die Mischung wurde entzündet bei Ritualen oder zu Ehren von ägyptischen Gottheiten.

4.9. Biblisches Räucherwerk zur Aromatisierung von Körper und Kleidung

2 Teile Myrrhe
1 Teil Adlerholz
1 Teil Kassiazimt

Die Zutaten werden pulverisiert und gut gemischt. In kleinen Portionen auf die Räucherkohle streuen. Das Räuchergefäß auf den Boden stellen und sich breitbeinig darüberstellen.

Bis heute stellen sich Araberinnen über duftende Räuchergefäße mit Olibanum, um ihre erotische Ausstrahlung zu verstärken. Früher entzündete man Weihrauch, um Dämonen zu vertreiben, die die Hochzeitsnacht stören könnten.

4.10. Räucherung für die Liebe

3 Teile Omanweihrauch
2 Teile Myrrhe
2 Teile Benzoe Siam
1 Teil Zimtblüte
½ Teil Styraxkörner
3 Teile gemahlene Rosenblätter

Weihrauch, Myrrhe, Benzoe, Siam, Styrax und Zimtblüte fein zermörsern und mit den Rosenblüten mischen. Luftdicht und in dunklem Glas aufbewahren.

4.11. Bad zur Bewusstseinserweiterung

Auf eine halbe Tasse Badesalz
4 Tropfen ätherisches Zedernholzöl
3 Tropfen ätherisches Sandelholzöl
2 Tropfen ätherisches Weihrauch-Öl

Bitte nur echte ätherische Öle verwenden!
(Scott Cunningham)

4.12. Spirituelles Bad

4 Tropfen Sandelholz
2 Tropfen Myrrhe
1 Tropfen Weihrauch
1 Tropfen Zimtblüte (auf keinen Fall mehr!)

Verbessert die Anbindung an das Göttliche.
Vor Ritualen.
(Scott Cunningham)

5. Forschung

5.1. Der Pharmakologe Ammon – Pionier der Weihrauchforschung

Nachdem Prof. Ammon Salai Guggul – das weiße Pulver aus Indien – im Reagenzglas untersucht hatte, zeigte sich eindeutig: Das Jahrtausende alte ayurvedische Medikament wirkt gegen Entzündungen. Prof. Ammon und seine Kollegen extrahierten verschiedene Boswelliasäuren, wiederholten die Tests mit ihnen und kamen erneut zu dem Schluss: Salai Guggul kann Entzündungen hemmen. Selektiv und hoch wirksam, weil es ein Schlüsselenzym im Entzündungs-Stoffwechsel hemmt.

„Charakteristische Symptome einer Entzündung sind Schmerzen, Rötungen und Erwärmung, Ödembildung und Einwanderung von weißen Blutzellen in das geschädigte Gebiet. All das muss organisiert werden. Deshalb produziert der Körper sogenannte Entzündungsfaktoren. U.a. Prostaglandine und Leukotriene. Meine Mitarbeiter fanden heraus, dass Salai guggul – und auch daraus isolierte Wirkstoffe wie Boswelliasäuren – die Bildung dieser Leukotriene unterdrücken."

Die Entdeckung war in gewisser Weise eine Sensation. Es gab keine moderne synthetische Substanz, die eine vergleichbare Wirkung hat. Und weil Weihrauch sehr gut verträglich ist und nur in seltenen Fällen leichte Nebenwirkungen verursacht. Prof. Ammon sah Hoffnung für viele chronisch Kranke: Weihrauch als Alternative zu klassischen Medikamenten, wie etwa Kortison, das viele Nebenwirkungen hat.

„Von solchen chronischen Erkrankungen gibt es eine Riesenliste. Wichtige davon sind chronisch entzündliche Darmerkrankungen, bronchiales Asthma, der Lupus erytematodes (eine Auto-Immunerkrankung), rheumatoide Arthritis und andere. Als Pharmakologe wusste ich natürlich auch, dass gerade diese Erkrankungen therapeutisch sehr schwierig zu behandeln sind, insbesondere gab es zu dieser Zeit kein Arzneimittel – nimmt man das Kortison aus – welches die Synthese von Leukotrienen unterdrücken könnte, die eine wichtige Rolle bei der Aufrechterhaltung der Entzündungsvorgänge spielen."

Bei folgenden Krankheiten werden erhöhte Leukotrienenwerte im menschlichen Körper festgestellt: (Mayatepek u. Hoffmann 1995)

Lungenerkrankungen

Asthma, Lungenfibrose

Allergische Störungen

allergische Rhinitis (Nasenschleimhautentzündung)
allergisch verursachte Bindehautentzündung

Knochen- und Gewebserkrankungen

Rheumatoide Arthritis
Lupus erythematodes (Autoimmunkrankheit ungeklärter Ursache)
Gicht
Lyme Arthritis (rheumatische Erkrankung als Spätfolge eines Zeckenbisses.)

Hautleiden

Psoriasis (Schuppenflechte)
Urticaria (Nesselsucht)

Magen-Darm-Erkrankungen

Colitis ulcerosa
Morbus Crohn
Bauchspeicheldrüsen-Entzündung
Leberzirrhose

Erkrankungen des Zentralen Nervensystems

Astrozytom (Hirntumor)
Multiple Sklerose

Andere Erkrankungen

Myokardiale Ischämie (Erkrankung der Herzkranzgefäße)
Chronisches Rauchen
Multiple Verletzungen
Schwere Verbrennungen

Ammons wissenschaftliche Erkenntnisse wurden von seinen deutschen Kollegen mit einem Achselzucken quittiert. Ausgerechnet Weihrauch! Die Wende kam 1992. Die Tübinger Forschungsergebnisse wurden in der renommierten amerikanischen Zeitschrift „Journal of Pharmacology and Experimental Therapeutics" publiziert. Im Ausland stießen sie auf großes Interesse. Viele pharmakologische und auch einige klinische Studien wurden gestartet.

Ein Jahr später der Durchbruch in Deutschland. In der Stoffwechselklinik Bad Mergentheim berichtete Ammon über „Boswelliasäuren als potenzielle Wirkstoffe gegen chronisch entzündliche Darmerkankungen." Offenbar besorgten sich einige Patienten mit Colitis ulcerosa ein entsprechendes Präparat und nahmen es ein. Die Beschwerden verbesserten sich deutlich. Die Patienten waren am Klinikum Mannheim in der Ambulanz für Morbus Crohn und Colitis ulcerosa in Behandlung und berichteten Oberarzt Dr. Henning Gerhardt von dem vielversprechenden Medikament. Gerhardt wollte es nicht glauben. Als ihn immer mehr Patienten ansprachen, beschloss der Mediziner, die Wirkung zu überprüfen.

In Zusammenarbeit mit Gastroenterologen der Uniklinik in Wien testete seine Arbeitsgruppe das Präparat erstmals in einer Doppelblindstudie, in der 102 Crohn-Patienten entweder Weihrauchextrakt oder den Entzündungshemmer Mesalazin bekamen. Im achtwöchigen Vergleich zeigte sich, dass das pflanzliche Mittel dem Standardpräparat nicht unterlegen war. Durch die Studie ermutigt setzt der Internist den Weihrauchextrakt seitdem bei vielen seiner Patienten mit chronisch-entzündlichen Darmerkrankungen ein – zusätzlich zur Standardtherapie, zu der auch Cortison-Präparate gehören. Seiner Erfahrung nach kann die Cortison-Dosis dadurch in vielen Fällen reduziert werden.

5.2. Forschungsergebnisse

Weihrauch hilft gegen Entzündungen aller Art. Berichtet wird u.a. über eine Wirksamkeit nicht nur bei **entzündlichen Darmerkrankungen** (1), sondern auch bei **rheumatoider Arthritis** und anderen rheumatoiden Erkrankungen (2), **Arthrose** (3), **entzündlichen Hauterkrankungen** (4), **Asthma bronchiale** (5) **Krebs** und **Multipler Sklerose**.

Weihrauch kann offenbar Menschen mit **Multipler Sklerose** helfen. Das hat die Kieler Oberärztin Klarissa Stürner gemeinsam mit dem Hamburger Oberarzt Christoph Heesen in einer mehrjährigen Untersuchung nachgewiesen. Dabei wurde Weihrauch als Therapie bei schubförmiger Multipler Sklerose (MS) eingesetzt. Wie die Uni-Klinik in Kiel mitteilte, hat sich bei der Studie mit 28 Teilnehmern gezeigt, dass Weihrauch die entzündliche Krankheitsaktivität merklich senkt.(6)

Verschiedene Studien haben inzwischen gezeigt, dass Weihrauch das Potenzial hat, **Krebs** zu heilen, u.a. bei Leukämie, Magenkarzinomzellen, Kolonkarzinomzellen, Leber- und Prostatakarzinomzellen. (7) 2009 wurde eine Studie der University of Oklahoma Health Sciences Center und Oklahoma City veröffentlicht, die nachwies, dass ätherisches Weihrauch-Öl (boswellia carteri) **Blasenkrebs**-Zellen abtöten kann. Offenbar kann Weihrauch-Öl zwischen bösartigen und normalen Blasenzellen unterscheiden. Krebszellen sterben ab, gesunde Zellen nicht. (8)

Weihrauch könnte die Krebs-Therapie revolutionieren: Nach Angaben von Mahmoud Suhali, einem Immunologen aus dem Oman, repariert Weihrauch die beschädigte DNA von Krebszellen und programmiert den korrekten ursprünglichen Code neu in die Zelle ein, so dass diese wieder wie eine gesunde Körperzelle funktionieren kann. Der „fehlerhafte" genetische Code wird quasi auf den gesunden Zustand „zurückgesetzt". Mit Wissenschaftlern der US-Universität von Oklahoma arbeitet Suhali daran, den heilenden Wirkstoff aus dem Weihrauchöl zu isolieren.(9)

Eine österreichische Forschergruppe hat unter der Leitung von Christian Lampl herausgefunden, dass die Behandlung mit Weihrauch (Boswellia serata) eine Therapieoption für Menschen mit **Clusterkopfschmerzen** ist. Sowohl Häufigkeit als auch Intensität der Schmerzattacken konnte reduziert werden. Clusterkopfschmerzen zählen zu den schmerzhaftesten Erkrankungen überhaupt, bei rund zehn Prozent der Betroffenen werden sie chronisch. (10) Weihrauch kann die **Gedächtnisleistung** verbessern, zeigt eine Studie an 80 MS-Patienten in Kerman im Iran. Untersucht wurde der Einfluss von Boswellia papyrifera auf die kognitive Beeinträchtigung bei MS-Patienten. Das visuell-räumliche Gedächtnis verbesserte sich signifikant. (11)

Dass Weihrauch das Gedächtnis stärkt, wurde an der Universität von Isfahan im Tierversuch nachgewiesen. Wochenlang wurde Futter am Ende eines Labyrinths platziert. Eine Ratte musste den Weg finden, sie vergaß ihn immer wieder. Eine zweite Ratte erhielt Weihrauch als Futter-Zusatz und erinnerte sich weit besser an den Weg zum Futter. Auch bei Menschen steigerte sich die Erinnerungsleistung schon nach zwei Wochen Versuchsdauer um 90 Prozent. (12)

Die **psychoaktive Wirkung** des Weihrauchs wurde vor kurzem von der Naturwissenschaft bestätigt: Forscher aus den USA und Israel sehen aufgrund ihrer Studien mit Mäusen eine entspannende Wirkung von Boswellia. Laut Prof. Arieh Moussaieff von der Hebräischen Universität in Jerusalem könnte es bald neue Behandlungsmöglichkeiten für Menschen mit Depressionen und Angststörungen geben. (13)

Dr. Johannes Wilkens von der Alexander-von-Humboldt-Klinik in Bad Steben behandelte zahlreiche **demente** Patienten mit dem homöopathischen Arzneimittel „Aurum compositum“. Der Arzt und Homöopath erklärt: „Ursprünglich war es für autistische Kinder gedacht. Es ist überraschend, dass diese Mittel zunehmend auch für demente Patienten an Bedeutung gewinnen.“ Wilkens berichtet von einigen hundert Fällen, in denen er verwirrte oder konzentrationsschwache ältere Menschen mit Gold, Weihrauch und Myrrhe therapiert habe: „Sie wurden innerhalb weniger Tage, oft auch innerhalb von Stunden, ruhiger und deutlich klarer.“ (14)

Aufgrund der zahlreichen ärztlichen Erfahrungsberichte und wissenschaftlichen Erkenntnisse wurde Olibanum 2008 in das Europäische Arzneibuch aufgenommen. Dennoch ist in Deutschland kein einziges Weihrauch-Präparat als Arzneimittel zugelassen. Wer ein Arzneimittel auf den Markt bringen will, muss hohe Hürden bei der Zulassung überwinden und Millionen-Beträge in die Hand nehmen. Daran scheiterte bisher auch die Zulassung des bewährten H15 GUFIC in Deutschland. Und das, obwohl es mit seinen entzündungshemmenden und schmerzlindernden Inhaltsstoffen vielen Menschen geholfen hat und die Wirksamkeit ärztlich bestätigt ist. Wer das Medikament in Deutschland trotzdem nehmen möchte, muss es sich von seinem Arzt verschrieben lassen und vom Apotheker in der Schweiz bestellen lassen. Dort ist H5 GUFIC registriert.

6. Weihrauch in der Tumortherapie

6.1. Studien und ärztliche Erfahrungsberichte

Weihrauch kann bei aggressiven Hirntumoren helfen. Die im Weihrauch vorhandenen Boswelliasäuren drängen Wasseransammlungen zurück, die sich um den Tumor bilden. Die Standardbehandlung mit Kortison hat Nebenwirkungen: Osteoporose, Diabetesneigung, erhöhter Blutdruck, das Immunsystem wird geschwächt. Mittlerweile haben Mediziner an mehreren Universitätskliniken Weihrauch bei Patienten mit Hirntumoren erfolgreich eingesetzt.

Prof. Thomas Simmet von der Universität in Ulm behandelte 25 Patienten eine Woche lang mit einem Trockenextrakt des Boswellia-Baums, danach wurde der Tumor entfernt. Bei jedem zweiten Patienten war er bereits weitgehend abgestorben. Die Ödeme wurden kleiner, in einigen Fällen besserten sich die neurologischen Anfälle.

In einer Freiburger Studie wurden 44 Hirntumorpatienten nach dem Zufallsprinzip in zwei Gruppen aufgeteilt. Die eine Gruppe erhielt eine Woche lang neben der Bestrahlung täglich 4,2 Gramm Weihrauch. Der anderen Gruppe wurde ein Scheinmedikament verabreicht. Nach Ende der Therapie wurde der Umfang des Ödems gemessen. In der Weihrauchgruppe hatte sich das Ödem bei 60 Prozent der Patienten um mehr als 75 Prozent verkleinert, jedoch nur bei einem Viertel der Teilnehmer in der Placebo-Gruppe. Zu vergleichbaren Ergebnissen kam eine Studie an der Universität Witten/Herdecke unter Leitung von Prof. Dr. Grönemeyer. Bei vielen Patienten konnte die Kortison-Dosis noch während der Behandlung auf ein Minimum reduziert werden. (15)

An den Universitätskliniken Bochum und Gießen werden Patienten zusätzlich zur herkömmlichen Therapie mit einem Extrakt aus der indischen Weihrauchpflanze Boswellia serrata behandelt. Schon nach wenigen Tagen gehen die typischen Beschwerden und Lähmungen spürbar zurück. In einer Reihe von Fällen konnte das **Tumorwachstum gestoppt werden**. Sogar **Rückbildungen des Tumors** wurden beobachtet.

6.2. Fallbeispiel aus der Praxis von Dr. Rainer Etzel

Im von Prof. Ammon herausgegebenen Buch über die Anwendung von Weihrauch in der westlichen Medizin berichtet Dr. med Rainer Etzel, der seit 1985 Weihrauch in der Therapie einsetzt und erforscht, über einen interessanten Fall: Eine 27jährige Patientin, schwanger im 5. Monat, kommt erstmals in die Praxis. Die Universitätsklinik Kassel hat die junge Frau austherapiert nach Hause entlassen. Nach mehreren Operationen, Chemotherapie und Bestrahlung hat sich erneut ein Rezidiv des Hirntumors (Astrozytom) gebildet. Die Patientin hofft, wenigstens bis zur Geburt des Kindes zu überleben. Dr. Etzel verordnet 3 mal täglich 3 H15 Ayurmedia Kapseln, 400 mg. Drei Monate nach Beginn der Therapie verbessert sich der Zustand der Patienten. Heute, 10 Jahre später, ist die Patientin völlig beschwerdefrei und Mutter eines gesunden 9jährigen Sohnes. Mehrere Nachuntersuchungen ergaben nur noch eine Zyste, in der sich keine Tumorzellen befinden. Sieben Jahre nach Beginn der Therapie konnten die Weihrauchkapseln abgesetzt werden. Bis heute hat sich kein Rezidiv gebildet. (16)

6.3. Der Heidelberger Arzt und Chemiker Dr. med Arnold Zilly über die Chemie des Weihrauchs

Durch mehrere Zeitungsberichte wurde ich aufmerksam auf die Wirkung von Weihrauch bei Hirntumoren. Der kausale Zusammenhang schien auf der Hand zu liegen. Deswegen schaute ich mir die chemische Struktur der Boswelliasäuren genauer an. Und stellte fest: Der TNF (Tumornekrosis-Faktor) ist für schwere Entzündungen verantwortlich und kann dadurch evtl. das Tumorwachstum begünstigen; Weihrauch kann die Bildung des TNF bis zu 50% reduzieren; deshalb ist es nicht erstaunlich, dass Weihrauch manches Mal Entzündungen schneller beseitigt als Kortison. Weihrauch besitzt also Eigenschaften, die nur teure Pharmazeutika haben: Er ist ein pflanzlicher TNF-Blocker.

Noch etwas fiel mir auf bei meinen Studien über die Chemie des Weihrauchs: Die Strukturformel der Boswelliasäuren ähnelt der des Cholesterins. Cholesterin wird aus meiner Sicht zu Unrecht verteufelt, denn es ist eine sehr wertvolle Substanz im Körper. Von den Zellen wird es als Rohstoff zur Synthese von Hormonen (Testosteron, Östradiol, Pregnenolon, Mineralocorticoide etc.) benutzt. Cholesterin stabilisiert die Zellmembran und reduziert damit die Wahrscheinlichkeit der Tumorentstehung.

Tumorpatienten, die sich einer Chemo- oder Strahlentherapie unterziehen müssen, behandle ich immer begleitend mit Weihrauch und Dopamin. Dopamin, der Botenstoff, der häufig auch als Glückshormon bezeichnet wird, hemmt die Gefäßneubildung bei Tumoren; bei einigen Tumoren tötet Dopamin die Tumorzellen direkt ab. Weihrauch ist kein Wundermittel, aber nachgewiesenermaßen ein wirksames Heilmittel. Dennoch ist Olibanum als Medikament in Deutschland bisher nicht zugelassen. Vielleicht, weil es nicht im Interesse der Pharmaindustrie liegt, ein fast nebenwirkungsfreies Naturheilmittel auf den Markt zu bringen? Das Naturprodukt Weihrauch verspricht nicht so große Gewinne wie etwa Kortison oder Krebsmedikamente.

Krebs: Kosten für die Behandlung explodieren

Aus dem Barmer-Arzneimittelreport 2017 geht hervor, dass die Ausgaben für Krebsarzneimittel in der ambulanten Versorgung seit dem Jahr 2011 um 41 Prozent gestiegen sind. Sie übertreffen damit deutlich die Kostensteigerungen aller anderen Medikamente ohne Rezepturen, die im gleichen Zeitraum um 20 Prozent wuchsen. Fünf der zehn Arzneimittel mit der größten Umsatzsteigerung werden demnach zur Behandlung von Tumorerkrankungen eingesetzt. Grund dafür seien vor allem die hohen Preise der Hersteller. Experten warnen davor, dass aufgrund der hohen Preise eine Finanzierung der Krebs-Therapie allein durch die Krankenkassen kaum noch zu leisten sein wird. (Quelle: aponet, 23. Juni 17)

Die Behandlung eines Krebspatienten kann bis zu 200.000 Euro kosten. Kritik daran äußert die Arzneimittelkommission der Deutschen Ärzteschaft. Sie mahnt außerdem, dass der Preis oftmals in keinem Verhältnis zu dem tatsächlichen Nutzen steht.

In einem Artikel des ZEIT-Magazins vom 25. Januar 2016 zitiert die Autorin Julia Friedrichs Wolf-Dieter Ludwig, einen der erfahrensten Onkologen Deutschlands, Mitglied der Arzneimittel-kommission: „Ich denke, dass wir erst in fünf bis zehn Jahren einschätzen können, ob diese vielen neuen, mitunter exorbitant teuren Arzneimittel wirklich einen eindeutigen Vorteil für die Patienten bedeuten. Dies gilt auch für die aufgrund ihres neuartigen Wirkungsmechanismus vielversprechenden Immuntherapien.“ Und weiter schreibt Friedrichs: „Einer US-amerikanischen Studie zufolge haben die Krebsmedikamente, die in der Zeit von 2002 bis 2014 zugelassen worden sind, die durchschnittliche Lebenszeit der Patienten um 2,1 Monate verlängert. Es geht also nur in Trippelschritten voran. In sagenhaft teuren

Trippelschritten. Der SPD-Politiker Karl Lauterbach hat berechnet: Wenn jeder Krebspatient durch die neuen Medikamente im Schnitt ein Jahr Leben gewinnen könnte, summierten sich die Kosten für die neuen Therapien auf 45 Milliarden Euro im Jahr." (*http://www.zeit.de/zeit-magazin/2016/02/medikamente-krebs-hexavar-markt-neuheit-risiko)*

Chemotherapie: Quälerei ohne Nutzen?

In den 1970er Jahren kündigten Wissenschaftler vollmundig an, in ein bis zwei Jahrzehnten werde der Krebs besiegt sein. James Watson, Mitentdecker der Doppel-Helix-Struktur der DNA und scharfzüngiger Kritiker seiner Zunft, sah das schon damals anders. Solche Versprechungen seien im besten Fall „Wunschdenken", im schlechtesten gar „Schwindel", sagte er gegenüber dem Boston Herald. Und betitelte Nixons Antikrebs-Programm als einen Haufen Mist.

Chemotherapie wird oft als letzte wirksame Behandlung zur Bekämpfung von Krebszellen angesehen. Eine Studie des Fred Hutchinson Krebsforschungszentrums in Seattle, veröffentlicht im August 2012 im Fachmagazin Nature Medicine, zeigt jedoch das genaue Gegenteil. Demnach beschädigt die Chemotherapie die gesunden Zellen nachhaltig und kann sogar den Tumor stärker wachsen lassen. Die langwierige, Lebenszeit kostende Behandlung von Krebs sei alles andere als unbedenklich, warnen die Wissenschaftler. Das Institut befragte damals alle US-Onkologen. 67 % beteiligten sich. 79 % der Ärzte lehnten für sich jede Form der Chemotherapie ab. https://link.springer.com/chapter/10.1007%2F978-3-642-80940-8_2

2009 veröffentlichte das Deutsche Krebsforschungszentrum in Heidelberg eine Studie, die die Erfolgsquote der Chemotherapie untersuchte. Das Ergebnis: Nur 2–3 % der Patienten werden geheilt, die durchschnittliche Überlebensrate liegt bei 4 Jahren. Ohne Chemotherapie würden die Patienten deutlich länger leben.

„In den Augen des Krebsestablishments ist ein Krebspatient ein Profitcenter", schreiben Dr. John Diamond und Dr. Lee Cowden in ihrem Buch „Alternative Medicine: The Definitive Guide to Cancer". (https://iabdm.org/wp-content/uploads/2013/10/henderson.ppt)

Die Krebsindustrie ist ein $ 300-Milliarden-Geschäft. Pro Jahr.

7. Weihrauch – unsere Berufung

7.1. Marinas Entscheidung

Am Abend unseres Kennenlernens kam ein Moment, in dem sich die Stimmung änderte. Die Leichtigkeit des Seins verwandelte sich in Schwermut. In Mikas Augen glitzerten Tränen, als er von seiner Kindheit in Berlin erzählte. Und von seiner geliebten Schwester, die 1991 im Alter von 35 Jahren an Krebs erkrankt war.

Wie in diesen Fällen üblich, hatten die Ärzte Marina Angst gemacht. „Wenn Sie nicht gleich die Behandlung beginnen, sterben Sie". Sie empfahlen die Methoden der klassischen Onkologie: Strahlentherapie, Operation, Behandlung mit Zytostatika. Marinas Bruder war davon überzeugt, dass dies nicht der richtige Weg war. Er suchte nach Alternativen. Und stieß auf das Harz des Weihrauchbaumes. Vielleicht wäre seine Schwester bereit gewesen, sich auf das Experiment Weihrauch einzulassen, wenn das Heilmittel damals in der westlichen Medizin ein Begriff gewesen wäre. Doch Olibanum war von der synthetischen Pharmazie verdrängt worden, tauchte nicht mehr in den deutschen Arzneibüchern auf. Erst im Jahr 1991 veröffentlichte Prof. Ammon seine Forschungsergebnisse in einem medizinischen Fachmagazin. Und wurde von seinen Kollegen belächelt.

Mika wurde für seinen Therapievorschlag sogar angegriffen. Von Marinas Mann. Sie selbst war vermutlich zu schockiert von der Diagnose, zu müde, zu kraftlos, um eine mutige Entscheidung zu treffen. Sie begann die klassische Krebstherapie.

Marinas Geschichte berührte mich tief. Ich spürte ihren Schmerz, ihre Verzweiflung, ihre Angst vor dem Tod. Ihre Unsicherheit darüber, welches der wahre Weg zur Heilung wäre. Ich bin überzeugt: Marina hätte eine Heilungschance gehabt. Mit Weihrauch, kombiniert mit anderen alternativen Therapien. Denn aus meiner Sicht macht es keinen Sinn, den Körper mit hoch toxischen Substanzen vollzupumpen, um einen Feind auszurotten. Es macht nur Sinn, das Immunsystem und die Seele zu stärken. Damit der Heiler in uns seine göttliche Kraft entfalten kann.

7.2. Marinas Rückkehr

Eines Tages – ich war schon auf dem Weg zu meinem Heil-Baum – beschloss ich, eine Strecke zu gehen, die ich noch nicht kannte. Ein verwunschener, schmaler, morastiger Pfad mitten durch den Wald. Die Bäume, umschlungen von grün leuchtendem Efeu, haben eine geheimnisvolle Energie. Über den Waldboden rieselt leise klares Wasser. Die Füße sinken ein im Schlamm. Dennoch gehe ich weiter, wie von einem Magneten angezogen. Nach einigen hundert Metern halte ich inne. Ein schmales Bäumchen ragt schief in den Weg, seine Krone hat die Form eines Herzens. Ich gehe zu dem zarten Baum, lehne mich an seinen dünnen Stamm. Schließe die Augen. Leise flüstert der Wind in den Baumwipfeln. Ich konzentriere mich auf den Baum. Und das, was er mir sagen möchte. Und da taucht vor meinem dritten Auge ein lächelndes dunkles Augenpaar auf. Es sind Marinas Augen. Ich verstehe, dies ist ihr Baum. Hier wohnt ihre Seele. Ganz in unserer Nähe. Ich schaue mir die Krone des Herzbaumes genauer an. Es ist Winter. Die Äste sind kahl. Nur an einem dünnen Zweig hängen zwei schwarze Beeren. Als hätte der Sommer sie hier vergessen.

Ich schließe die Augen, atme bewusst ein und aus. Alles dreht sich, dann sitze ich in einer U-Bahn. Sie fährt rückwärts. Und so schnell, dass mir schwindlig wird. Meine Hände liegen auf dem Schoß, berühren groben Stoff. Ich schaue an mir herab. Ich trage einen langen,braunen Rock aus Leinen, eine Schürze, eine zerschlissene Bluse, ein Mieder und ein Häubchen. Die Tracht einer Dienstmagd. Es ist fast dunkel. Plötzlich das Licht einer Kerze. Im flackernden Licht sehe ich, dass zwei Menschen mir gegenübersitzen. Ein Junge und ein Mädchen. Fünf und sechs Jahre alt, schätze ich. Die Augen des Jungen sind weit aufgerissen. „Warum hält die U-Bahn an diesen Stationen nicht?“ fragt er das zierliche Mädchen an seiner Seite. „Es ist das Niemandsland“, sagt Mutti, „zwischen West- und Ost-Berlin.“ „Niemandsland?“ Der Junge klammert sich an den Arm seiner Schwester. „Ich hab solche Angst! Was ist, wenn plötzlich jemand die Tür aufreißt und uns entführt?“ „Nein“,

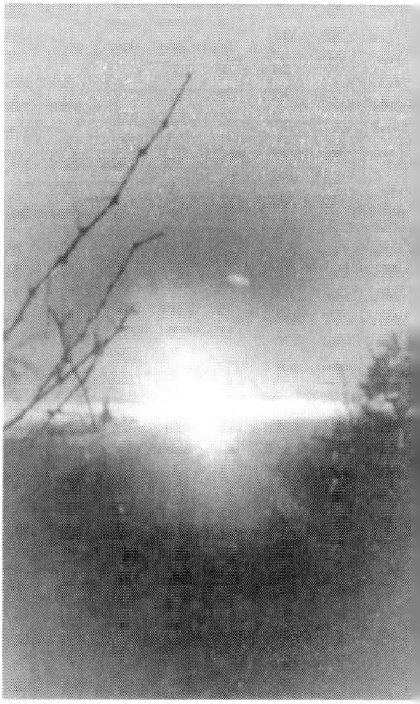
Marinas Herz-Baum

sagt das Mädchen beruhigend und streicht ihm sacht über den Kopf. „Das kann nicht passieren. Die Türen hier bleiben doch immer zu. Du brauchst Dich nicht zu fürchten". „Doch! Ich hab's im Traum gesehen", schreit der Junge verzweifelt. „Die Tür ging auf, und dann kamen dunkle Krieger mit gruseligen Masken und brennenden Schwertern, sie wollten uns entführen, ganz weit weg. Dahin, wo die Welt aufhört. Glaub mir, glaub mir doch!!!"

Ich beuge mich vor und berühre sanft seine Hand. Er reagiert nicht. Dennoch versuche ich, ihn mit meinen Gedanken zu erreichen. „Fürchte Dich nicht. Ich werde immer bei Dir sein und Dich beschützen." Ein Lächeln gleitet über das Gesicht des Mädchens. Der Junge schaut mit weit aufgerissenen Augen in die Ferne. Da hält die U-Bahn mit einem Ruck. „Komm", sagt das Mädchen. „Wir sind da". Hand in Hand gehen sie zur Tür, steigen aus und verschwinden.

Ich werde zurück katapultiert zum Baum. Die beiden schwarzen Beeren schwanken im Wind.

Von diesem Tag an besuche ich öfter den Herz-Baum, bringe ihm Geschenke: Rosenblätter, Weihrauchperlen. Eines Tages hängt nur noch eine Beere an dem dünnen Zweig.

7.3. Prinzessin Schnick-Schnack und der Zauberzucker

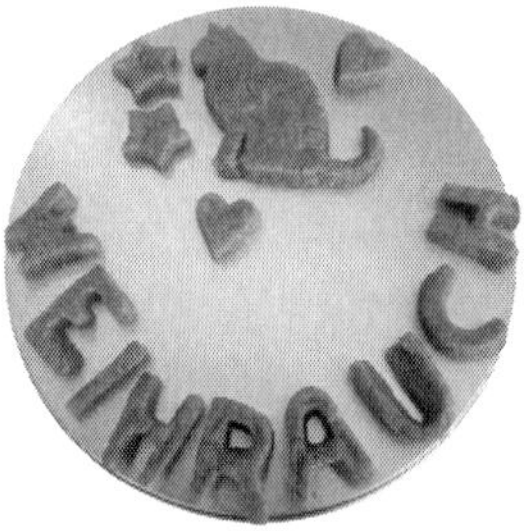

Zauberkekse

Meine Freundin Stefanie hat am eigenen Leib erfahren, dass Weihrauch das Elixier der Liebe ist. Und auch wenn diese Geschichte wie ein Märchen klingt, so hat sie sich doch tatsächlich so zugetragen.

Es war einmal eine Prinzessin, die hatte viele kleine Schätze und handelte mit Kostbarkeiten, die die Seele der Menschen zum Leuchten brachten. Immer schenkte sie jenen, die mit ihren Sorgen und Nöten zu ihr kamen, ein liebes Wort. Einst hatte sie mit ihrem Gemahl in einem prächtigen Palast gelebt. Die beiden glaubten, sie hätten all ihre Träume und Wünsche verwirklicht, doch das Glück war nicht von Dauer. Die Prinzessin verließ ihr Zuhause und widmete sich mit all ihrer Kraft ihrer Berufung: Menschen Freude zu schenken.

Ab da war sie der festen Überzeugung, dass sie ein erfülltes Leben führte, doch manchmal spürte sie einen kleinen Stich in ihrem Herzen; eine Enge, als wäre es eingesperrt in einem goldenen Käfig.

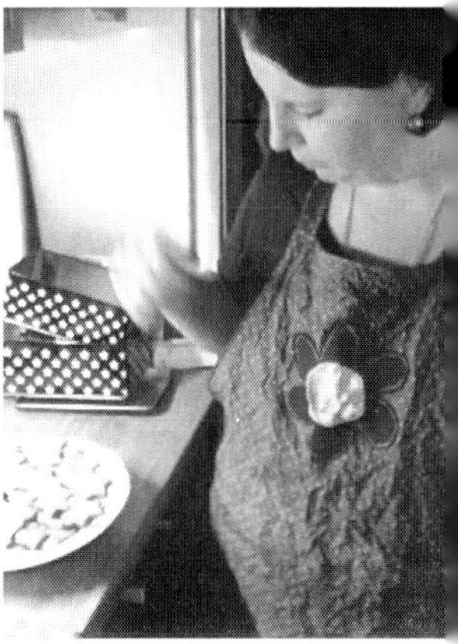

Prinzessin Schnickschnack in der Backstube

Immer auf der Suche nach Dingen, die die Menschen, glücklich machen, begegnete die Prinzessin einer heilkundigen Frau. Sie und ihr Gefährte hatten ihr Leben dem Elixier der Liebe verschrieben, dem heiligen Weihrauch, denn sie wussten, dass die Tränen der Götter Wunder bewirken. In der Zeit der heiligen Raunächte beschlossen die Prinzessin und die Heilkundige, Zauber-Plätzchen zu backen. Während draußen die Schneeflocken wirbelten, rührten sie in der Kate der Heilkundigen einen Teig an mit vielen leckeren, kostbaren Ingredienzien – und einer ganz besonderen Zutat: dem Zauberzucker. Zucker aus Kokosblüten, veredelt mit Weihrauch, Myrrhe und Gold. Den Gaben, die die drei Magier aus dem Morgenland einst dem neugeborenen Jesus gebracht hatten.

Die Prinzessin und die Heilkundige waren guter Dinge und schwebten in ihren Sternenpantöffelchen durch die von köstlichen Düften erfüllte Küche. Die Prinzessin stach wunderschöne Formen aus: kleine Herzen, Sterne, Sternschnuppen, Engel. Als nur noch ein kleines Klümpchen Teig übrig war, blitzte ein Gedanke in ihr auf. Von Hand formte sie fünf Buchstaben:

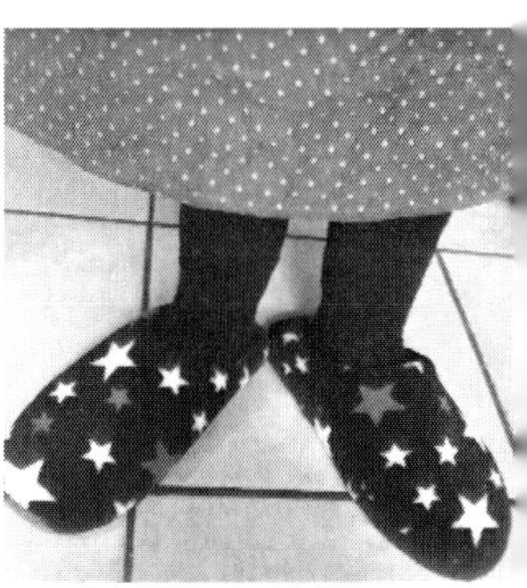

LIEBE

Als sie schließlich von den mit Zauberzucker gebackenen Keksen kosteten, war es, als würden sie auf Wolken schweben. Da in der Küche kein Platz mehr war, stellte die Heilkundige die Schale mit den Liebesbuchstaben auf den Tisch in der Wohnstube, dann räumten sie die Küche auf. Es war wohl eine Stunde vergangen, als sie wieder in die Stube gingen. Auf dem Teller lagen nur noch drei Buchstaben: Das L, das B und das E. Zwei fehlten. Der Kater der Heilkundigen hatte sie stibizt.

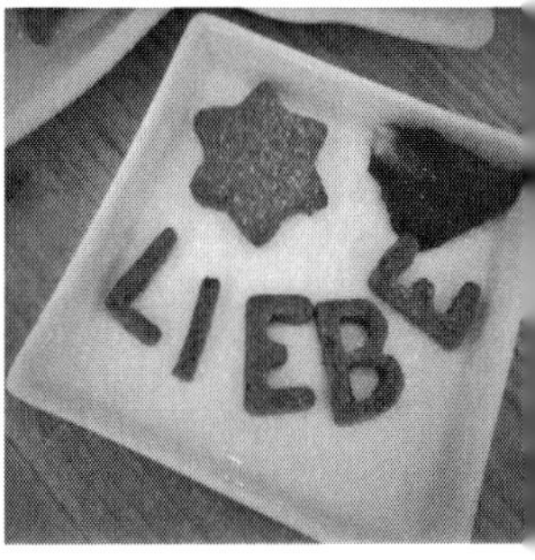

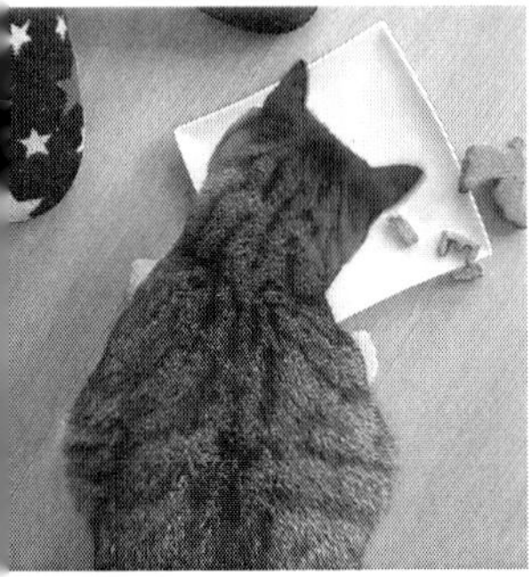

Liebe? Lecker!

In glückseliger Stimmung machte die Prinzessin sich am Abend mit ihrer Keksdose auf den Weg nach Hause. Die Sterne lachten ihr zu. Eine Nacht und ein Tag vergingen, dann brach die letzte Nacht des Jahres an. Und der Prinzessin widerfuhr, woran sie nicht mehr zu glauben gewagt hatte. Sie begegnete ihrem Prinzen. Als er auf sie zukam, stand ihr Herz einen Wimpernschlag lang still, dann wurde alles leicht und Wogen der Wonne flossen wie flüssiges Gold durch ihre Zellen.

Beide wussten vom ersten Augenblick an, dass sie füreinander bestimmt waren.

Als die Prinzessin der Heilkundigen von dieser zauberhaften Begegnung berichtete, lächelte sie weise und sprach: „Es musste so kommen. Mit dem Wort L I E B E hast Du die Liebe erschaffen. Nun wirst Du sie leben. Deshalb hat meine weise Katze diese drei Buchstaben übrig gelassen:

L e b !“

8. Weihrauch als Heilmittel

8.1. Verwirrende Vielfalt

Olibanum ist etwas ganz Besonderes. Seelen-Elixier, Reinigung, Erdung, Heilung. Schon vor unserer Begegnung hatte ich immer wieder Weihrauch entzündet, wenn ich das Gefühl hatte, ein Raum müsste gereinigt werden oder ich würde gerne etwas gehen lassen. Und schon immer mochte ich orientalische Düfte mit der Note von Vanille, Amber, Koriander, Kardamom, Rosenholz und Weihrauch.

Weihrauch einzunehmen, auf diese Idee war ich allerdings nie gekommen, obwohl ich mehrfach über Weihrauch als Heilmittel berichtet hatte. Nun beschloss ich, es auszuprobieren, um meine chronische Darmentzündung und meine Allergien zu lindern. Ich integrierte Weihrauch in den Speiseplan. Jeden Morgen gab es einen Smoothie aus frischen Früchten mit zwei Teelöffel fein gemahlenem Weihrauchpulver *(boswellia serrata aus Indien/Rezept in Kapitel 9.1.)*

Meine Darmprobleme besserten sich. Von da an war ich von der Heilkraft des Weihrauchs überzeugt. Und dachte darüber nach, ob die heilsamen Boswelliasäuren besser wirken würden, wenn ich den Weihrauch in Kapseln zu mir nahm.

Weihrauchkapseln. Ich gebe das Stichwort im Internet ein. Innerhalb von 0,35 Sekunden wirft die bekannteste Suchmaschine 68.800 Ergebnisse aus. Unzählige Weihrauch-Präparate, alle deklariert als Nahrungsergänzungsmittel. Und zum Teil gehandelt wie Kostbarkeiten: Manche Packungen kosten über 50 Euro. Wie soll ich als medizinischer Laie herausfinden, welcher Anbieter seriös und welches Präparat tatsächlich therapeutisch wirksam ist? Ich weiß, dass es riskant ist, Pflanzenpräparate aus dem Internet zu bestellen, gerade wenn deren Herkunft unklar ist. Werden die Produkte nicht unter einwandfreien Bedingungen hergestellt, können sie mit bedenklichen Stoffen oder Bakterien verunreinigt sein. Prof. Ammon warnt mich davor, im Internet auf gut Glück Weihrauchkapseln zu bestellen:

„Ich beklage zunächst, dass es kein zugelassenes Produkt gibt, das in seiner Qualität überwacht wird. Nahrungsergänzungsmittel sind zum Teil unterschiedlicher Qualität, und ich weiß nicht, was man sich bei einem Kauf über das Internet einhandelt."

Ammon hält es ohnehin für absurd, dass das Heilmittel Weihrauch als Nahrungsergänzungsmittel vermarktet werden darf.

„Es ist schon merkwürdig, warum Weihrauch in der Nahrung ergänzt werden muss. Ich kenne keinen Patienten, der an Weihrauchmangel krank geworden ist!"

8.2. Problem der Zulassung eines Arzneimittels in Deutschland

Doch warum tummeln sich im Netz so viele Anbieter, die Weihrauch als Nahrungsergänzungsmittel anbieten ? Weil es bisher nicht gelungen ist, Weihrauch in Deutschland als Arzneimittel zu etablieren. Selbst das bewährte ayurvedische Präparat H15 GUFIC ist hierzulande nicht zugelassen. Obwohl H15 vielen Patienten geholfen hat. Obwohl seriöse methodische Untersuchungen durchgeführt wurden. Obwohl die Wirksamkeit ärztlich bestätigt ist. Der Grund: Bei der Zulassung eines Arzneimittels sind viele wissenschaftliche, bürokratische und finanzielle Hürden zu nehmen. Prof. Ammon erklärt das Procedere:

„Es gibt hier ein Arzneimittelgesetz, das vorschreibt, dass selbst Weihrauch wie eine neue unbekannte chemische Substanz behandelt werden muss, d.h. Studien erbracht werden müssen, wie sie bei einem völlig neuen unbekannten Stoff gefordert werden. Man sollte auch nicht vergessen, dass die Neuentwicklung eines Arzneistoffes von der ersten chemischen Synthese bis zur Vermarktung etwa 10–15 Jahre dauert und die Kosten mehrere Millionen Euro betragen. Dies will bisher kein Pharmaunternehmer für Weihrauch investieren. Insbesondere auch deswegen, weil es dazu derzeit keine gültigen Patente gibt, die einen Investor schützen würden."

Das Schlupfloch für viele Hersteller: Sie deklarieren Weihrauch als Nahrungsergänzungsmittel.

„Hierfür bedarf es keiner Studien, keiner Zulassung und auch keiner Qualitätskontrolle. Also greifen Patienten, die über die klinischen Wirkungen Bescheid wissen, auf diese Möglichkeit zurück. Allein in Deutschland gibt es ca. 30 Hersteller für das Nahrungsergänzungsmittel Weihrauch. Wie einem Bericht des Zentral-Laboratoriums Deutscher Apotheker zu entnehmen ist, gibt es jedoch bei einer ganzen Reihe von Produkten Qualitätsunterschiede. Auf dem Markt sind Extrakte aus verschiedenen Weihrauchspezies, kaum auf Wirkstoffgehalt standardisiert, z.T. mit falschen Angaben zum Inhalt. Hier haben wir bei unseren Behörden ein Defizit."

8.3. Nahrungsergänzungsmittel im Internet

Dieses Defizit nutzen viele Firmen bzw. reine Online-Händler, um mit dem Nahrungsergänzungsmittel Weihrauch Millionen-Umsätze zu machen. Die meisten dieser Anbieter präsentieren einen ganzen Bauchladen weiterer Nahrungsergänzungsmittel, die pharmazeutisch und damit qualitativ hochwertig erscheinen sollen, rechtlich aber trotzdem nur ein Lebensmittel darstellen.

Eine von vielen Firmen, die Weihrauchkapseln via Internet als Nahrungsergänzungsmittel vertreiben, ist Hecht Pharma. Die Firma nennt ihre Tabletten „H15", die Namens-Ähnlichkeit mit dem bewährten Präparat H15 GUFIC dürfte wohl kein Zufall sein.

Um kranke Menschen, die ein pharmakologisch wirksames Arzneimittel zur Behandlung ihrer Erkrankung suchen und kaufen wollen, vor dieser Verwechslungsgefahr mit einem gleichnamigen Nahrungsergänzungsmittel zu schützen, reichte Gufic Klage ein und gewann diesen über Jahre geführten Marken-Rechtsstreit vor kurzem. (Gufic Biosciences Ltd. ./. Hecht Pharma GmbH u.a. – Veröffentlichung des Urteils des OLG Hamburg vom 28. Januar 2016, 3 U 99/14, betreffend H 15-Produkte. Quelle: Deutsche Apotheker Zeitung)

Eine Tablette „Weihrauch H 15" von Hecht Pharma enthält 350 Milligramm Weihrauch. Eine Packung kostet knapp 53 Euro. Empfohlen wird, 1 Kapsel täglich zu nehmen. Diese Dosierung ist vermutlich zu niedrig, um eine Wirkung zu haben, sagt Prof. Ammon.

8.4. Ein Apotheker zieht vor Gericht

Ein Apotheker, der Weihrauch-Kapseln nach wissenschaftlichen Kriterien selbst herstellt und in kleinen Mengen als sogenanntes Rezeptur-Arzneimittel vertreibt, war anscheinend für Hecht Pharma ein gefundenes Fressen. Sie versuchte, ihn mit mehreren Abmahnungen und Klagen einzuschüchtern und vom Markt zu drängen.

So geschehen bei Winfried Ertelt und seinem Sohn Johannes Ertelt, beide Apotheker im baden-württembergischen Bisingen. In ihren Apotheken verkaufen sie die selbst hergestellten Kapseln mit einem eigens entwickelten und wissenschaftlich untersuchten Weihrauch-Extrakt. Die Rezeptur berücksichtigt Erkenntnisse aus der Kooperation der apothekereigenen Forschungsfirma AureliaSan GmbH mit den Universitäten in Tübingen und Saarbrücken. Die Apotheker Ertelt besitzen keine arzneimittelrechtliche Zulassung. Diese brauchen sie nach dem Arzneimittelgesetz auch nicht, weil sie nicht mehr als 100 Packungen am Tag herstellen. Das war der Firma Hecht-Pharma ein Dorn im Auge. Sie mahnte die Apotheker ab. Sie sollen nicht mehr für ihre Weihrauchkapseln werben. Das Unternehmen stützte sich auf eine EU-Richtlinie, die eine generelle Zulassungspflicht für Arzneimittel vorsieht. Die Apotheker gaben nicht nach und verteidigten ihr wissenschaftliches Engagement um die Heilpflanze Weihrauch vehement, es folgte ein rund fünfjähriger Rechtsstreit über alle Instanzen. Im Oktober 2016 wurde er in Luxemburg beendet. Der Europäische Gerichtshof (EuGH) kam zu dem Schluss: von Apotheken in begrenzter Menge selbst hergestellt Arzneimittel sind nicht zulassungspflichtig. Die Apotheker Ertelt können also weiter Weihrauchkapseln als Arzneimittel in kleinen Mengen herstellen und Patienten anbieten.

Auf seiner Internetseite verweist Prof. Ammon auf die qualitativ hochwertigen, vom Apotheker Ertelt hergestellten Weihrauchkapseln. Und handelte sich damit ebenfalls eine Klage der Firma Hecht-Pharma ein:

„Das Forschungsunternehmen AureliaSan bezieht sich in seinen Informationen u.a. auf meine Weihrauchwebseite www.boswellia.org, in der eine Reihe von Erkrankungen genannt sind, bei denen in anderen Kulturen traditionell Weihrauch angewendet wird. Ich habe dabei nur Literatur zitiert. Auch andere wissenschaftliche Aussagen von mir, die durch Literatur belegt sind, wurden von der Firma Hecht angegriffen. Sie sehen darin eine Geschäftsschädigung. Hecht verlangte, dass ich diese Passagen aus meiner Webseite streichen müsse. Auch hier haben die Gerichte die Klage der Firma Hecht zurückgewiesen."

Das aggressive Geschäftsgebaren der Firma Hecht fördert nicht gerade mein Vertrauen in Weihrauchkapseln, die im Internet unter „falscher Flagge" bzw. fremder Marke halb legal als Nahrungsergänzungsmittel vertrieben werden. Um sicherzugehen, dass die Qualität gut ist, müsste ich also bei den Apothekern Ertelt bestellen. Oder meinen Apotheker vor Ort bitten, Weihrauch-Kapseln für mich herzustellen.

Das im Apothekengroßhandel verfügbare Olibanum-Harz stammt allerdings überwiegend vom preiswerteren afrikanischen Weihrauch. Diese Ware entspricht nicht dem in Studien untersuchten indischen Weihrauchharz von Boswellia serrata.

8.5. Behördenwillkür

Um sicherzugehen, dass man therapeutisch wirksame Qualität erhält, kann man sich das bewährte ayurvedische Präparat H15 GUFIC vom Hausarzt verordnen und vom Apotheker bestellen, genauer gesagt importieren lassen. In der Schweiz ist H15 GUFIC nämlich registriert. Weil sowohl Indien, als auch die Schweiz aus deutscher Sicht Drittland sind, ist eine ärztliche Verordnung zwingende Voraussetzung, um dieses Arzneimittel in der Apotheke an die Patienten ausgeben zu dürfen. Damit wird dieses eigentlich nicht verschreibungspflichtige Arzneimittel (Weihrauch per se ist rezeptfrei) aufgrund der Nicht-EU-Zugehörigkeit beider Länder doch rezeptpflichtig. Dieses umständlich anmutenden Procederes war sich wahrscheinlich auch Hecht Pharma bewusst. Ihr gleichnamiges Produkt war als Nahrungsergänzungsmittel ohne Rezept sofort erhältlich.

In der Vergangenheit war man als Patient auch noch der Willkür der Behörden ausgesetzt. Das zeigt ein Fall, über den der Ayurveda-Arzt Dr. Ernst Schrott in seinem Buch über Weihrauch berichtet. Ein Patient wird nach zwei Operationen an einem bösartigen Hirntumor nach Hause entlassen, um die letzten Wochen seines Lebens im Kreise der Familie zu verbringen. Der Kranke ist schwer sprachbehindert, halbseitig gelähmt und hat starke Schmerzen. Er erfährt von dem ayurvedischen Weihrauch-Präparat H15 GUFIC und nimmt täglich 3 Tabletten. Ein Wunder geschieht: Nach acht Wochen kann der Mann wieder ohne Hilfe gehen und verständlich sprechen. Doch dann der Schock. Von heute auf morgen darf der Apotheker die Tabletten wegen einer behördlichen Untersagung nicht mehr abgeben. Die zuständige Behörde vertritt den Standpunkt, ein Schweizer Kanton reiche als Zulassungsort nicht aus, da das Arzneimittel damit keine nationale Zulassung habe. Die Ehefrau des Patienten recherchiert. Und erfährt: In einigen Bundesländern darf H15 GUFIC weiter abgegeben werden, in anderen nicht. Die Anwältin droht mit einer Klage auf Verhinderung lebensnotwendiger Hilfe für ihren Mann, und die Entscheidung der Aufsichtsbehörde wird wieder aufgehoben. (16)

8.6. Empfehlung

Prof. Ammon empfiehlt zwei indische Import-Präparate, die man in Deutschland beziehen kann:

Indian Boswellia® (Fa. Indian Boswellia Lab, Agra (Indien); Pharma International, Carl-Zeiss-Str. 31, 55129 Mainz, email: info@pharmainternational.de.

Sallaki® Fa. Gufic Ltd., Mumbai (Indien); Pharma Import-Export Großhandel, Rotebühlstr. 55, 70178 Stuttgart

Und er empfiehlt das Rezeptur-Arzneimittel der Apotheker Ertelt: Weihrauch-Extrakt-Kapseln 300 mg (Heidelberg-Apotheke Bisingen, erhältlich unter www.weihrauch-apotheke.de)

Will man eine Erkrankung mit Weihrauch-Kapseln behandeln, sind aus Sicht von Prof. Ammon Arzneimittel die einzig sichere Option. Er rät davon ab, gemahlenes Weihrauch-Harz zu verwenden. Denn für einen gleichbleibenden therapeutischen Effekt muss man genau wissen, wie hoch der Wirkstoffgehalt im jeweils geernteten Harz ist. Die Natur produziert nicht jedes Jahr die gleiche Qualität. Und Schwankungen im Wirkstoffgehalt können auch zu Schwankungen in der Wirksamkeit bzw. in der Verträglichkeit führen. So ist in Weihrauch-Pulvern der Gehalt an ätherischen Ölen wesentlich höher als in definierten Extrakten.

Mika und ich haben allerdings sehr gute Erfahrungen mit fein gemahlenem Weihrauchpulver gemacht, Nebenwirkungen gab es keine. Wir verwenden hochwertiges zertifiziertes Weihrauch-Pulver aus Indien (boswellia serrata).

Auch die Frage, ob das gemahlene Harz oder Weihrauch-Extrakt wirksamer ist, ist noch nicht eindeutig geklärt. Unser Freund Branko – von Beruf Physiker – ist der Meinung, dass Weihrauch mit all seinen Bestandteilen mindestens so wirksam ist wie ein Extrakt – wenn nicht sogar wirksamer. Schließlich ist auch ein Apfel für den Körper besser bioverfügbar als ein aus der Frucht hergestellter Extrakt. Und Jahrtausende lang hatte man Heilerfolge mit Weihrauch in seiner ursprünglichen Zusammensetzung. In seinem Buch „Weihrauch – Anwendung in der westlichen Medizin" fragt sich auch Prof. Ammon," ob es sinnvoll ist, bei der Weiterentwicklung im Bereich Entzündungshemmung sich auf einen einzelnen Wirkstoff zu konzentrieren, wie es die moderne Arzneimittelforschung fordert. **Im Weihrauch haben wir eine Reihe verschiedener Stoffe – mit Terpencharakter[2] – die sich synergistisch** (zusammenwirkend) **zueinander verhalten.**"

8.7. Dosierung

Bei chronischen Beschwerden mit entzündlicher Aktivität (wie z. B. chronische Polyarthritis) wird bei Langzeitbehandlung zu Beginn der Therapie und bei starken Beschwerden 3 x 800 mg Trockenextrakt täglich empfohlen, sonst 3 x 400 mg Trockenextrakt. Für Kinder bis 10 Jahre ist die halbe Dosis zu empfehlen.

Bei Hirntumoren beginnt Dr. Henning Gerhardt von der Universitätsklinikum Mannheim mit hohen Dosierungen von 10 Tabletten H15 pro Tag (= 4 Gramm pro Tag bis zu 3 x 4 Tabletten H 15 (= 4,8 Gramm) pro Tag. Bei 3 mal täglich 4 Tabletten besserten sich Zeichen des Hirndrucks mit Sprach- und Wortfindungsstörungen und anderen seltenen Ausfallstörungen. Beobachtet wurde außerdem eine physische und psychische Stabilisierung. **Die Therapie muss unbedingt in ärztlicher Begleitung durchgeführt werden!**

2 Terpene sind Teil der ätherischen Pflanzenöle. Einige Terpene kommunizieren mit unserem Immunsystem und stärken es. In einer Studie der Nippon Medical School in Tokio zeigte sich, dass Terpene die Anzahl und Aktivität der natürlichen Killerzellen und den Gehalt der Anti-Krebs-Proteine im Blut erhöhen. (Quing Li, Maiko Kobayashi, Hirofumi Inagaki et al. „Effect of phytonicides from forest environments on immune function", S. 162–165.)

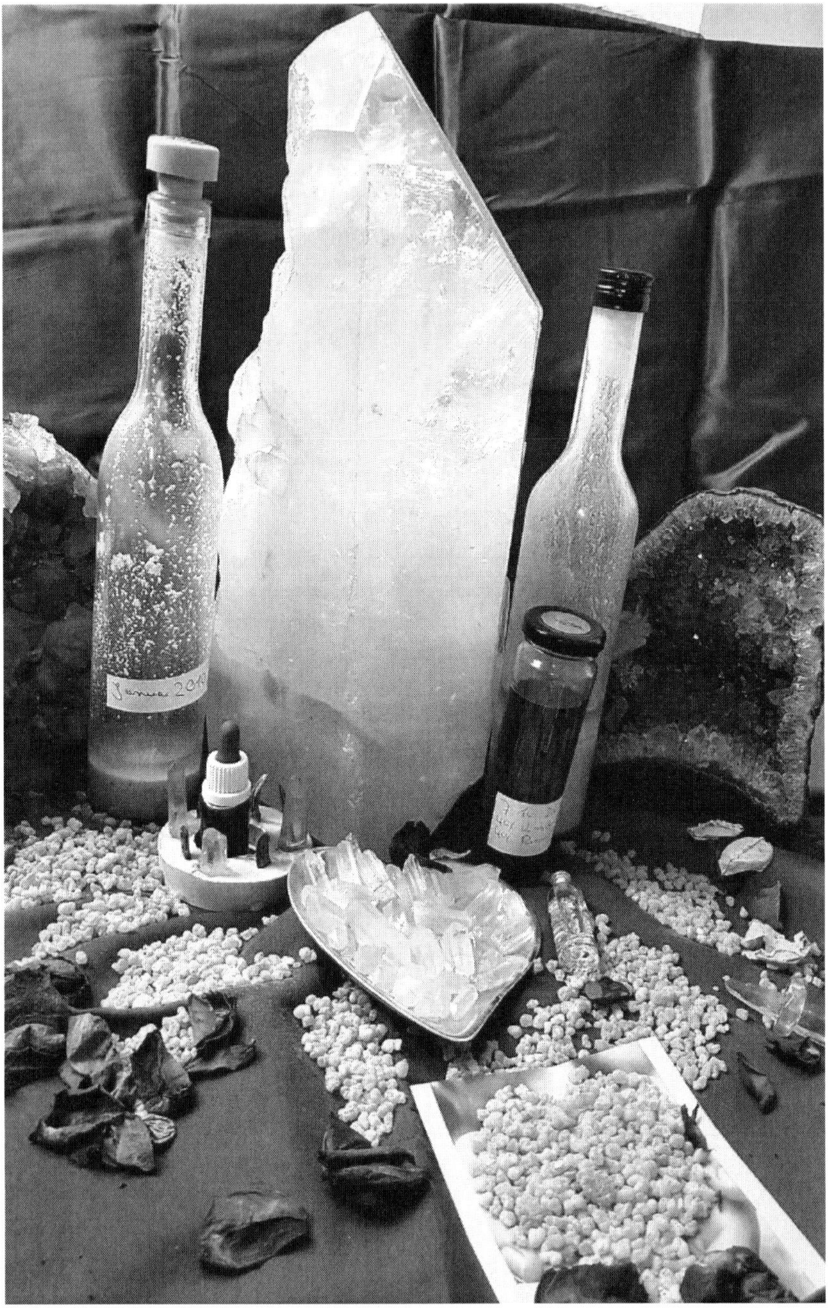

Mit Liebe hergestellten Zauberzucker und Dreikönigssalz können Sie auch von uns beziehen: 0171 - 482 77 70. **www.weihrauchplus.de**

9. Unsere Rezepturen

Zubereitungen

9.1. Smoothie Morning Star (*für 2 Personen)*

Zutaten:
½ Tasse Kokosmilch
½ Tasse Orangensaft
1 Banane
1 kleine Tasse gefrorene Heidelbeeren
1 Tl Weihrauch „Boswellia serrata“ (fein gemahlen)
1 Tl Macapulver
2 Tl Aroniapulver
½ Tl Kurkuma
1 Tl Rosenwasser
1 Tl Zimt
1 Tl Honig
1 Tl gemahlene Nüsse
etwas gemahlene Tonkabohne
etwas Himalayasalz

Alles gut durchpürieren, mit gerösteten Kokosflocken, Mango-Sirup, Minzblättern und Liebe garnieren.

Der etwas bittere Weihrauchgeschmack wird überdeckt durch die anderen Zutaten. Dieser Smoothie schmeckt lecker, weckt die Lebensgeister und ist gesund. Der Weihrauch wirkt stärkend, Maca anregend, Aronia liefert Vitamine und Mineralien, Curcumin wirkt entzündungshemmend, Zimt kurbelt den Stoffwechsel an, Heidelbeeren stärken das Gedächtnis. Kokosmilch ist ein schneller Energielieferant. Sie können diesen Smoothie ganz nach Ihrem Geschmack abwandeln oder vereinfachen und ihre eigene Lieblings-Mischung kreieren. Lassen Sie Ihrer Fantasie freien Lauf!

9.2. Dreikönigssalz

Dreikönigssalz eignet sich sehr gut, um das Essen zu aromatisieren. Dank erlesener Zutaten ist es energetisch hoch schwingend: feingemahlenes, hochwertiges Himalaya-Salz, Weihrauch, Myrrhe, Gold, Zimt, Kardamom, Nelken, Sternanis, Piment, Safran, Ingwer, Kümmel, Ginseng, Kurkuma, Tonkabohne und Rose. Eine Prise Drei-Königs-Salz macht sich auch gut auf einem Frühstücksei, Butterbrot oder Pellkartoffeln.

Zutaten:
500 g Himalaya-Salz
20 g Weihrauch
20 g Myrrhe
1 g essbares Gold (nach Belieben)
4 g Nelke
1 Tl Zimt
1/2 Tl Cumin
1 Tl Rosenblätter
½ Tl Ginseng
1 Tl Ingwer
½ Tl Safran
1 Tonkabohne
2 Sternanis
½ Tl Kardamom
½ Tl Koriander

Alle Zutaten sehr fein im Mörser mahlen, mehrfach durchsieben, grobe Teile (z.B. bei der Tonkabohne) aussortieren. Es sollte ein Salz, fein wie Puderzucker entstehen.

9.3. Würzbrot mit Weihrauch

Zutaten:
1 Becher Chiasamen
1 Becher Sonnenblumenkerne grob gemahlen
¼ Becher Kürbiskerne
¼ Becher Erdmandeln
¼ Becher Quinoa-Sprossen
1 Becher Hirseflocken
1 Becher Quinoa-Pops
2 EL Kartoffelmehl
1 Msp. Natron
Mineralwasser
etwas Olivenöl, etwas Sesamöl
4 TL Himalaya-Salz
2 TL Weihrauch
8 TL Kurkuma
4 TL Cumin
2 TL Zimt
1 TL Maca
8 TLKräuter der Provence
½ TL Kardamom

Chiasamen in lauwarmem Wasser einige Minuten einweichen, die anderen Zutaten dazugeben, gut durchrühren, die Quinoa-Pops ganz am Schluss, auf 2 Backblechen glatte Masse verteilen,bei maximal 180 Grad eine halbe Stunde backen, dann mit einem Teigrad Quadrate schneiden und wenden. Nochmal 30 Minuten backen, möglicherweise auch etwas länger; langsam auskühlen lassen, in Blechdose aufbewahren. Das Brot wird – da es ohne Hefe gebacken ist – fest wie Cracker. Wenn Sie lieber ein richtiges Brot haben möchten, fügen Sie Hefe hinzu.

9.4. Energiekekse

Auch meine Lieblingsplätzchen verfeinere ich mit boswellia sacra. Es sind die Energie-Kekse nach Hildegard von Bingen. Sie enthalten erstaunliche Mengen Zimt, Nelke und Muskatnuss.

Die Zutaten nach Hildegard von Bingen:
400 g Dinkelmehl
160 g Butter
260 g brauner Rohrzucker
125 g geschälte, gemahlene Mandeln
1 Eigelb
1 ganzes Ei
15 g gemahlenen Zimt
15 g Muskatnusspulver
3 g gemahlene Gewürznelken
1 Prise Salz
Wasser nach Bedarf

Dieses Rezept lässt sich gut umwandeln in eine gluten- und nuss-freie Variante.

Das Dinkelmehl wird durch glutenfreies **Hafermehl** ersetzt. Die Mandeln durch **Erdmandeln**. Gib noch 2 Päckchen Vanillezucker dazu und zwei Teelöffel von mit Weihrauch angereichertem **Zauberzucker.**

Das Mehl auf die Arbeitsplatte geben, die Butter in Stückchen darauf verteilen. Zucker, Erdmandeln, Weihrauch, Eier, Gewürze und etwas Wasser hinzufügen. Alles mit einem großen Messer durchhacken, verkneten und kalt stellen. Nach etwa 30 Minuten 2–3 mm dicke Plätzchen ausstechen und auf einem mit Backpapier ausgelegten Blech bei 180–190 °C zu goldener Farbe backen.

Diese Energiekekse sind nicht nur köstlich, sondern auch als Arzneimittel gedacht und helfen bei Konzentrationsschwäche und Durchblutungsstörungen. Man sollte höchstens 3 bis 4 am Tag essen. Die heilkundige Äbtissin sagte dazu: „Die Kekse schaffen ein fröhliches Gemüt, frohen Mut, ein fröhliches Herz und stärken die Nerven."

9.5. Zauberzucker

Nachspeisen veredeln wir mit unserem Zauberzucker: fein gemahlener Kokosblütenzucker (oder Rohrzucker), Rose, Tonka und Vanille verbreiten einen betörenden Duft und kitzeln die Geschmacksknospen.

Zutaten:
500 g brauner Rohrzucker oder Kokosblütenzucker
11 g Weihrauchpulver
4 g Myrrhe
8 g Zimt
2 g Tonkabohne
4 g Vanillezucker
8 g Rosenblätter
etwas Goldpuder

Alle Zutaten im Mörser fein mahlen, durch ein Sieb geben und in ein Glas füllen.

Tinkturen

9.6. Weihrauch-Tinktur

Die Weihrauch-Tinktur auf Alkoholbasis hilft bei kleinen Wunden und Hautverletzungen. Wenn das Zahnfleisch oder die Mundschleimhaut gereizt ist, spülen wir den Mund mit selbst angesetzter Weihrauch-Myrrhe-Tinktur.

Zutaten:
200 ml 45prozentiger hochwertiger Obstbrand
100 g Weihrauch

Den Weihrauch im Mörser fein pulverisieren. Mit einem Trichter in eine Glasflasche füllen und mit Obstbrand auffüllen. Zum Potenzieren die Flasche täglich gut schütteln, bis sich eine homogene Flüssigkeit bildet. In den ersten acht Tagen sollte die Flasche drei mal täglich geschüttelt werden. Danach genügt einmal täglich; bis die Tinktur fertig ist, dauert es acht Monate. Arbeite in einem hohen Bewusstsein!

Beginne die Herstellung des Elixiers an einem Tag, an dem Du ganz im Gefühl der (Selbst-)Liebe und in Deiner Mitte bist. Formuliere das Ziel: Stärkung, Zentrierung, Energetisierung. Im Sommer kannst Du das Elixier die ersten acht Tage in die Sonne stellen.

9.7. Weihrauch-Myrrhe-Tinktur

Um die entzündungshemmende Wirkung des Weihrauchs durch die antiseptische der Myrrhe zu ergänzen (z.B. bei Zahnfleischentzündungen), kannst Du der Tinktur 10 g fein gemahlene Myrrhe hinzufügen.

Sei kreativ. Spüre hinein. Folge deinem Herzen. Lass es leuchten und schicke Licht in jeden Handgriff. Dies ist das wichtigste Gebot bei der Herstellung von Elixieren. Falls Du den Impuls hast, z.B. getrocknete Heilkräuter hinzuzufügen, tu es.

Die volle Wirkung entfaltet die Tinktur nach acht Monaten, doch eine erste Wirkung wirst Du schon nach acht Tagen bemerken.

Da es lange dauert, bis die Tinktur zu voller Reife gelangt ist, empfiehlt es sich, alle zwei bis drei Monate eine neue anzusetzen. Die Flasche unbedingt mit dem Datum beschriften!

Ich habe immer ein Pipetten-Fläschchen mit der Tinktur bei mir. Und nehme im Bedarfsfall (bei Stress, einer aufkommenden Erkältung, Schwäche) 8 Tropfen unverdünnt ein wie ein homöopathisches Mittel.

Eine erstaunliche Erfahrung machte unsere Freundin Anna (*Name geändert*) mit Mikas Weihrauch-Tinktur. Ihr Hund Orpheus hatte eine wunde Stelle am Ohr. Das Fell fiel aus. Anna ging zum Tierarzt, der verordnete eine Salbe, die Cortison und ein Antibiotikum enthielt. Sie wirkte nicht. Eines Abends beschloss Anna, einen Versuch mit der Weihrauch-Tinktur zu machen. Sie träufelte sie auf die wunde Stelle an Orpheus' Ohr. Über Nacht bildete sich die Entzündung zurück, die Haare begannen wieder nachzuwachsen, binnen weniger Tage war die Entzündung abgeklungen.

Hautpflege

9.8. Heilerde-Weihrauch-Maske

Ich sagte mir, was Orpheus' Ohr guttut, ist sicher auch eine Wohltat für die Haut. Schließlich galt Weihrauch schon in der Antike als Schönheits-Elixier. Ich kreierte ein Peeling aus Weihrauch und Heilerde.

Zutaten:
1 TL Heilerde (Zeolith),
1 TL fein gemahlenes Weihrauchpulver (Boswellia serrata)
1 Msp. Himalayasalz
Rosenwasser
Thermalwasser-Spray aus der Apotheke

Das Pulver mit Rosenwasser zu einem Brei verrühren. Etwas Sesam- oder Olivenöl dazugeben. Mit Thermalwasser-Spray befeuchten. Kurz einwirken lassen.

Dann die Maske leicht einmassieren und trocknen lassen. Sobald sie getrocknet ist, mit lauwarmem Wasser sanft abspülen, die Haut mit einem sanften Gesichtswasser klären und das Gesicht eincremen.

Einmal die Woche wende ich das Peeling an und mache daraus ein sinnliches Ritual. Entzünde viele Kerzen im Bad, trage die Maske auf, während der Einwirkzeit lasse ich ein Bad mit 1 kg Himalaya-Salz ein, in das ich drei Tropfen hochwertiges ätherisches Weihrauch-Öl und 2 Tropfen Rosenöl gebe. Dann wasche ich das Peeling ab, trage ein Aloe-Vera-Gel auf, steige in die Wanne und lege mit Rosenwasser getränkte Wattepads auf meine Augenlider. Eine halbe Stunde mollige Wärme und betörender Duft, und ich entsteige dem Bad wie Aphrodite, die Göttin der Liebe.

Als Gesichtswasser verwende ich inzwischen am liebsten selbst hergestelltes Weihrauchwasser. Es macht die Haut angenehm weich und duftet herrlich.

9.9. Aqua boswellia – Weihrauchwasser (aus boswellia carteri)

Zubereitung:
Man bringt einen halben Liter Wasser zum Kochen und lässt es abkühlen, auf etwa 80 Grad. In eine Glasflasche gibt man einige Weihrauch-Perlen (ca. 10 Gramm) und gießt das Wasser in die Flasche. Über Nacht stehen lassen. Am nächsten Morgen hat sich eine milchige Flüssigkeit gebildet, die köstlich nach Weihrauch duftet. Ich verfeinere das Weihrauch-Wasser mit einem Tropfen ätherischem Rosenöl zur Harmonisierung – oder Zitronenöl zur Erfrischung und Reinigung.

Man kann auch eine mit aqua boswellia getränkte Kompresse auf das Gesicht auflegen und einige Minuten wirken lassen. Ein wohltuendes und wohl duftendes Abend-Ritual, das zur Ruhe und in die Mitte kommen lässt.

Man kann das Weihrauchwasser übrigens auch trinken, 1 Glas pro Tag, um der Neigung zu Entzündungen vorzubeugen.

In der Ayurvedischen Medizin ist Indischer Weihrauch ein bewährtes Mittel bei Hautkrankheiten. Als Salbe oder Pflaster äußerlich angewendet, behandelt man damit Abszesse, Entzündungen der Haut wie Schuppenflechte. Bei Geschwüren nutzt man ihn als antiseptisches Adstringenz, um die Haut abzutrocknen und zu entkeimen. Und Weihrauch wird traditionell seit Jahrtausenden als Kosmetikum verwendet.

Die im ätherischen Weihrauch-Öl enthaltenen Verbindungen wirken abschwellend und antibiotisch. Weihrauch beruhigt und regeneriert die Haut. (17)

9.10. Weihrauch-Creme

Zutaten:

100 g Kokosöl (alternativ Ringelblumencreme oder Jojobaöl)
1 Tl (2,5 ml) Karottenöl
1 Tl Sanddornöl
2 Msp Natron, fein gemahlen
2 Msp. Himalaya-Salz, fein gemahlen
2 Msp. Weihrauch, sehr fein gemahlen
1 Tropfen ätherisches Weihrauch-Öl
1 Tropfen ätherisches Rosenöl
1 Tl sibirisches Zedernöl[3]

Das Kokosöl im Wasserbad erhitzen, bis es flüssig wird. Dabei immer wieder umrühren. Dann langsam die anderen Zutaten unter ständigem Rühren hinzufügen. In ein steriles Schraubglas gießen und abfüllen.

Natron macht die Haut weich. Die Carotinoide im Karotten- und im Sanddorn-Öl verleihen der Haut eine frische Tönung. Vorsicht: bei heller Kleidung kann die Creme etwas abfärben.

Wir verwenden jeweils 2–3 Tropfen ätherisches Weihrauch- und Rosenöl, doch Du solltest die Hautverträglichkeit zunächst austesten. Jeweils einen mit Träger-Öl oder -Creme verdünnten Tropfen auf die Haut am Arm auftragen und einige Stunden warten, ob eine allergische Reaktion auftritt.

3 *Zedernöl wird in der Bibel an mehr als 30 Stellen als Heilmittel erwähnt. Traditionell wurde in Sibirien und dem Ural aus den Kernen der Zedernzapfen Öl gewonnen, das als Delikatesse galt. Die Bewohner Sibiriens nahmen – und nehmen – Zedernöl vorbeugend gegen fast alle Leiden. Sibirisches Zedernöl steckt voller Nährstoffe. Es enthält sehr viele mehrfach ungesättigte Fettsäuren. Von den pflanzlichen Mikromineralien sind 29 Vitamine, Mineralien und Spurenelemente durch die Health Claims dokumentiert.*

9.11. Weihrauchkapseln selbst gemacht

Der Gedanke daran, dass Weihrauch-Kapseln doch wirksamer sein könnten als das lose Pulver, lässt uns nicht los. Auf jeden Fall sind sie praktischer. Man hat nicht immer die Zeit oder die Möglichkeit, das bitter schmeckende lose Pulver in Wasser oder Joghurt einzurühren und zu sich zu nehmen. Wir beschließen, Kapseln selbst herzustellen. Besorgen uns eine Kapselfüllmaschine und hochwertige vegane Leerkapseln. Auf der Grundlage meiner umfangreichen Recherchen entwickle ich eine eigene Rezeptur: Hauptbestandteil ist der erprobte und wissenschaftlich erforschte indische Weihrauch (boswellia serrata). Dazu kommt etwas Myrrhe, sie wirkt schmerzlindernd, adstringierend und lindert Krämpfe; Himalayasalz. Es enthält alle Mineralien, die für den menschlichen Körper wichtig sind; Kamille, die anti-entzündlich, krampflösend und antibakteriell wirkt; Kurkuma. Es wird in der traditionellen indischen Medizin seit Jahrhunderten als Heilmittel genutzt. Der gelbe Farbstoff, das Curcumin, stimuliert das Immunsystem und hilft bei entzündlichen Erkrankungen. Bei der Einnahme von Kurkuma gibt es allerdings ein Problem: Die schlechte Bioverfügbarkeit. Nur ein kleiner Teil des verzehrten Kurkuma kann vom Körper aufgenommen werden. Deshalb kommt noch etwas Piperin in die Kapseln. Der Hauptbestandteil des schwarzen Pfeffers ist in der Lage, die Bioverfügbarkeit von anderen Substanzen um ein Vielfaches zu erhöhen.

Ebenso wie die Ernte des Olibanum-Harzes nach alter Tradition ist auch die Produktion unserer Weihrauchkapseln ein aufwendiger Prozess. Aber auch eine Arbeit, die Mika mit Liebe und Hingabe macht:

„Zunächst reinige ich meine Hände und den Arbeitsplatz; alles muss steril sein. Dann reinige ich den ganzen Raum energetisch. Es ist mir sehr wichtig, dass unser ganz persönliches Heilmittel in einer guten Atmosphäre entsteht. Bevor ich beginne, stimme ich mich auf die Schwingung der Liebe ein. Dann mahle ich alle Zutaten fein wie Puderzucker, mische sie und fülle sie in die Kapseln. Die fertigen Kapseln werden 24 Stunden unter einer speziellen Pyramide energetisiert. Erst dann werden sie in Braungläser gefüllt. Weihrauch sollte lichtgeschützt aufbewahrt werden."

Wenn Mika Weihrauch verarbeitet, husche ich manchmal in den Raum und atme den köstlichen, würzigen Duft des Pulvers ein. Mika ist an solchen Tagen kaum ansprechbar. Wie in Trance. „Für mich ist die Herstellung der Kapseln eine Art Meditation. Ein Akt der Liebe, der Heilung in Gang setzt."

Ich habe die Hoffnung, dass ich mit unseren Kapseln meinen geschädigten Darm noch besser regenerieren kann, Mika hat Probleme mit den Gelenken. Nun stellt sich die Frage der Dosierung. Ich erkundige mich bei Prof. Ammon. Er empfiehlt bei entzündlichen Krankheiten zunächst eine Menge von bis zu 4 g täglich. Diese Dosierung eignet sich vor allem für Patienten mit Morbus Crohn, Colitis ulcerosa, Rheuma und Asthma. Wird der Weihrauch gut vertragen, kann nach acht Wochen die Menge der Wirkstoffe langsam auf die Hälfte der Anfangsdosis gesenkt werden. Es empfiehlt sich, die Kapseln nicht auf nüchternen Magen, sondern zu einer Mahlzeit einzunehmen. Und da Weihrauch lipophil, also fettlöslich ist, sollte die nachfolgende Mahlzeit etwas Öl enthalten.

10. Erfahrungen

10.1. Annas rheumatoide Arthritis

An den Januar 2014 kann ich mich noch genau erinnern. Meine Freundin Anna hatte plötzlich unerträgliche Schmerzen. Im rechten Arm waren Muskeln, Gelenke und Nerven entzündet. Der Arm war stark geschwollen. Eines Abends besuchten wir sie und gingen gemeinsam essen. Anna brauchte unsere Hilfe, um ihre Jacke anzuziehen und schrie auf vor Schmerzen, wenn sie den Arm zu stark belastete. Als Ursache vermuteten die Ärzte zunächst eine Borreliose-Infektion. Später wurden Yersinien im Blut nachgewiesen. Die Keime sind einer der häufigsten Auslöser von bakteriellen Magen-Darm-Infektionen in Europa. Ursache sind meist verunreinigte Lebensmittel. Wenn jemand den Erreger aufgenommen hat, bricht die Yersiniose in der Regel nach drei bis sieben Tagen aus. Die Darmwand und die Schleimhäute von Dünn- und Dickdarm entzünden sich. Normalerweise verschwinden die Beschwerden nach einigen Tagen von alleine. In einigen wenigen Fällen werden sie chronisch, oder es kommt zu Folgeerkrankungen an anderen Körperorganen. Bei Menschen mit entsprechender genetischer Veranlagung können die Yersinien Autoimmun-Erkrankungen auslösen. Immer wieder wird auch eine sogenannte reaktive Arthritis beobachtet, eine bakteriell ausgelöste Gelenkentzündung wie bei Anna. Sie musste starke Schmerzmittel und Cortison einnehmen. Als Anfangsdosis verordnete der Arzt ihr 20 mg pro Tag, nach einer Woche reduzierte Anna auf 15, danach auf 10 mg, dann auf 3,75 mg, dann pendelte sich die Dosis auf 2,5 mg ein. Die Nebenwirkungen des Cortison spürte Anna sofort: Ihre Sehfähigkeit verschlechterte sich um ein Dioptrin. Wer Cortison länger einnimmt, muss mit vielen Nebenwirkungen rechnen: u.a. einem erhöhten Risiko von Osteoporose und Arthrose, erhöhten Blutfettwerten, Cortison hat auch Auswirkungen auf den Hormonhaushalt.

Anna stellte ihre Ernährung um, achtete auf den Säure-Basen-Haushalt, verzichtete auf Gluten und Milchprodukte. Dennoch musste sie weiter Cortison nehmen.

Anna suchte nach Alternativen. Anfang 2017 begann sie, regelmäßig, fein gemahlenes Weihrauch-Pulver – boswellia serrata aus Indien – einzunehmen. Ihre Beschwerden verbesserten sich leicht. Nach einem Monat reduzierte sie die tägliche Cortison-Dosis auf 1,25 mg. Im Sommer stieg sie auf unsere selbst hergestellten Kapseln um. Ihre Leberwerte, die trotz Alkohol-Abstinenz 10 Jahre schlecht gewesen waren, verbesserten sich deutlich. Ein halbes Jahr lang nahm Anna zusätzlich zum Weihrauch 1 mg Cortison pro Woche. Heute kommt sie mit minimalen Mengen aus und ist dankbar, dass der Weihrauch ihr so gut hilft. Anna hat die Erfahrung gemacht, dass es ihr am besten geht, wenn sie zusätzlich auf eine gesunde Lebens- und Ernährungsweise achtet.

Von der anti-entzündlichen Wirkung der Boswelliasäuren profitieren auch Rheuma-Patienten. Dies hat Dr. Gerhardt, der Leiter der Ambulanz für Morbus Crohn und Colitis ulcerosa in Mannheim, schon vor einigen Jahren beobachtet. Die chronisch entzündlichen Darmerkrankungen gehören zum rheumatischen Formenkreis; etwa zwei Drittel der Betroffenen leiden auch unter rheumatischen Beschwerden. Die Patienten, die das ayurvedische Präparat H15 einnahmen, berichteten, dass auch ihre rheumatischen Beschwerden nachgelassen hätten.

10.2. Weihrauch gegen Zecken?

Anna ist inzwischen so überzeugt von der Heilkraft des Weihrauchs, dass sie auch ihrem geliebten Hund Orpheus Weihrauch gibt. Nach einer größeren Operation wollte sie ihn damit stärken und aufbauen und gab bei jeder Mahlzeit etwas von unserer Weihrauchmischung in Pulverform ins Nassfutter. Orpheus erholte sich schnell von der Operation, und Anna machte eine interessante Beobachtung. Orpheus hat immer Zecken, auch im Winter, denn Zecken überleben bei Temperaturen bis 8 Grad. Vor der Operation hatte die Tierärztin in seinem Fell fünf Zecken entdeckt und dringend eine Prophylaxe empfohlen. Anna wollte das von dem Eingriff geschwächte Tier nicht noch mehr mit Chemie belasten und gab Orpheus zunächst nur Weihrauch. Zwei Wochen nach der Operation rief sie aufgeregt bei uns an: „Orpheus hat keine Zecken mehr!" Mittlerweile sind mehrere Wochen vergangen, Orpheus hat immer noch keine Zecken. Dies ist nur eine Beobachtung, doch vielleicht verdirbt ja das bittere Aroma des Weihrauchs den lästigen und gefährlichen Zecken den Appetit.

Bitter und gesund?

Apropos bitter: Unser Freund Steven hat mal vom Weihrauchpulver gekostet, das wir ihm für seine kranke Katze gegeben hatten, und wunderte sich, wie bitter es schmeckt. Steven vermutet, dass die wohltuende Wirkung des Weihrauchs auch mit seinen Bitterstoffen zu tun haben könnte. Bitterstoffe fördern den gesamten

Verdauungsprozess und beeinflussen auch alle anderen Körperfunktionen. Denn nur mit einer gesunden Verdauung können Nähr- und Vitalstoffe richtig absorbiert und jede einzelne Zelle optimal versorgt werden. Da sich der Geschmackssinn des modernen Menschen jedoch im Laufe der Zeit – dank Zusatzstoffen der Lebensmittelindustrie – verändert hat, bevorzugen wir heute oft süße, salzige, saure und scharfe Speisen. Einst bitterstoffhaltige Gemüsesorten wie Endiviensalat, Radicchio oder Chicoree wurden möglichst bitterstoffarm oder sogar bitterstoff-frei gezüchtet. Dadurch fehlen uns wichtige Schutz- und Heilstoffe. Vielleicht können die Bitterstoffe im Weihrauch diesen Mangel ausgleichen.

10.3. Weihrauch hilft auch bei MS

Die Zeit nach der Geburt ihrer zweiten Tochter war für Conny ein Alptraum. Irgend etwas war mit ihr passiert. Sie fühlte sich oft kraftlos, hatte Koordinationsstörungen, manchmal begannen ihre Beine unkontrolliert zu zittern. Die Diagnose: Multiple Sklerose. Bei MS greift das Immunsystem den eigenen Körper an, die Schutzschicht der Nerven. Diese entzünden sich und vernarben später. Das führt zu den bekannten MS-Symptomen wie Zittern, Schwindel, Empfindungsstörungen, Lähmungserscheinungen. Es begann eine dreijährige Odyssee durch Kliniken und Arztpraxen. Ein Neurologe empfahl Interferon. Obwohl die Therapie zunächst sehr effektiv ist, müssen viele Patienten die Interferon-beta-Behandlung abbrechen, da es zu Nebenwirkungen in Blut, Haut und Nervensystem kommen kann. Das Risiko wollte Conny nicht eingehen. An einer Fachklinik für Traditionelle Chinesische Medizin machte sie eine ambulante Therapie. Ihr Zustand verbesserte sich nicht. Drei Jahre, nachdem die Krankheit ausgebrochen war, erzählte ihr eine Freundin, ein Mannheimer Arzt habe gute Erfahrungen mit Weihrauch bei MS gemacht. Conny ließ sich einen Termin bei Dr. Henning Gerhardt von der Morbus-Crohn-Ambulanz im Klinikum Mannheim geben. Er empfahl ihr, regelmäßig Weihrauch einzunehmen.

Die Erfahrung, dass Weihrauch auch bei MS hilft, hatte Dr. Gerhardt bei einer seiner ersten Morbus Crohn-Patientinnen gemacht, die auch an Multiple Sklerose leidet; an einer Form, bei der sich die Erkrankung schleichend verschlechtert. Dank Dauertherapie mit dem Weihrauchmedikament H15 fühlt sich die Patientin bei beiden Erkrankungen gut eingestellt. Nur ab und zu müssen MS-Schübe mit Cortison-Stoßtherapien abgefangen werden.

Seit 10 Jahren nimmt Conny regelmäßig Weihrauch-Kapseln ein. Die MS ist nicht verschwunden, doch die Olibanum-Therapie hält die Krankheit und die damit verbundenen Symptome in Schach.

Inzwischen gibt es auch eine klinische Studie, die zeigt, dass Weihrauch bei MS gut wirken könnte. 2014 hatten Neurologen in Boston auf einer Fachtagung darüber berichtet. 37 Patienten waren mit einem hochdosierten Weihrauch-Extrakt behandelt worden. Die Therapie im Rahmen einer Studie dauerte achte Monate. Fünf Probanden brachen die Behandlung wegen Magen-Darm-Problemen ab. Bei denjenigen, die bis zum Ende durchhielten, zeigte sich ein deutlicher Erfolg: Die MS-Schübe reduzierten sich auf etwa ein Drittel.

10.4. Magen-Darm- und Allergieprobleme

Weihrauch hilft auch mir. Ich kam schon mit einem empfindlichen Magen-Darm-System auf die Welt. Als Säugling und Kind hatte ich immer wieder Nabelkrämpfe und heftige Magen-Darm-Koliken. Als ich 13 war, hörten die Beschwerden auf. In den 90er Jahren entwickelte ich eine Lactose-Unverträglichkeit. Nach einem Bandscheibenvorfall musste ich wochenlang starke Schmerzmittel einnehmen. Sie schädigten meinen Darm nachhaltig. Ich bekam wieder Koliken, entwickelte diverse Lebensmittel-Unverträglichkeiten, reagierte immer empfindlicher auf Weizen und Dinkel, nahm mehrere Kilo ab. Jahrelang war mein Speiseplan einseitig. Ich ernährte mich überwiegend von Haferflocken, Kartoffeln, Reis, Karotten, Spinat, Bananen, Mangos, Avocados, Eiern. Milch ersetzte ich durch Kokosmilch. Rohkost ging so gut wie gar nicht mehr.

Dann begann ich das Weihrauchpulver einzunehmen. Und versuchte, wieder etwas mehr frische Lebensmittel zu essen, denn sie fehlten mir sehr. Während ich vorher höchstens eine Banane und vielleicht noch eine halbe Mango pro Tag vertragen hatte, genieße ich nun wieder frisches Obst so viel ich mag. Zwischendurch auch einen kleinen Salat. Oder einen grünen Smoothie aus Avocados, Ruccola, Radicchio und frischen Kräutern. Das schmeckt lecker und gibt mir Energie.

Seit ich unsere Weihrauch-Kapseln einnehme, hat sich mein Magen-Darm-System noch etwas besser regeneriert. Und – positiver Nebeneffekt: Zum ersten Mal hatte ich in diesem Frühjahr fast keinen Heuschnupfen. Jahrzehntelang war der Frühling für mich als Allergikerin eine anstrengende Zeit. Oft war es so schlimm, dass ich sogar Anti-Histamine nehmen musste, um einen Arbeitstag zu überstehen.

Als Mika mich kennenlernte, war er zunächst irritiert: Ich war schlank, vertilgte Berge von Essen und hatte drei Stunden später wieder Hunger. Es war, als wäre das Essen ungenutzt durch mich hindurch gerutscht. Wenn ich dann nicht sofort etwas zu mir nahm, fühlte ich mich kraftlos und schwach und hatte sehr schlechte Laune. Heute esse ich weniger. Und habe fast wieder mein altes Gewicht. Nach einer Mahlzeit fühle ich mich für viele Stunden satt und gut genährt. Und kann nach einem vollwertigen Frühstück schon mal bis zum Abend durchhalten. Das wäre vor der Weihrauch-Therapie undenkbar gewesen. Offenbar kann mein Körper die Nahrung wieder besser verwerten.

Allerdings bin ich beim Essen nach wie vor sehr diszipliniert. Verzichte auf Gluten, Lactose, weißen Industriezucker, esse nur hochwertiges Himalayasalz, trinke kaum Alkohol. Und so lautet meine persönliche Glücksformel für körperliches und seelisches Wohlbefinden:

Liebe + bewusste Lebensführung + gesunde Ernährung + **heiliger Weihrauch**

Auf gesunde Lebensführung und Ernährung achte ich schon sehr lange. Es hatte nicht ausgereicht, um meine Beschwerden zu lindern. Wohl, weil die anderen beiden Zutaten zu meiner Glücksformel fehlten: Meine Liebe zu Mika und der Weihrauch.

11. 1001 Nacht – Eine Reise ins Weihrauch-Wunderland

„Im Garten des Paradieses, unter dem Baume der Erkenntnis, stand ein Rosenstrauch. Hier, in der ersten Rose, wurde ein Vogel geboren, dessen Flug war wie der des Lichts, herrlich war seine Farbe und herrlich sein Gesang. Die Sage meldet, dass er in Arabien nistet." (Hans-Christian Andersen)

11.1. Arabia Felix – Geschichte der Weihrauchstraße

Arabien. Das Land des Phönix. Jenes mythischen Vogels, der alle 500 Jahre aus seiner Asche aufersteht und seine Heimat verlässt, um die in Myrrhe und Weihrauch gehüllten sterblichen Überreste seines Vaters nach Ägypten zu bringen und dort im Tempel des Sonnengottes zu bestatten. „Arabia Felix" – Glückliches Arabien. Objekt allen Träumens und Begehrens in der Antike. „Über der gesamten Küste liegt ein Wohlgeruch, welcher den Ankommenden unsagbare und göttliche Sinnenfreuden bereitet", berichtet der griechische Gelehrte Agatharchides. Ein Duft, so stark, dass ihn die Flotte Alexanders des Großen bereits auf offener See atmete, noch bevor sie die Umrisse Arabiens erkannte, wie Herodot berichtet. Im 5. Jahrhundert n. Chr. schrieb er als erster über das Land von Weihrauch und Myrrhe.

„Die Weihrauchbäume nämlich werden von geflügelten Schlangen bewacht, die klein und buntfarbig sind und sich in Mengen in der Nähe jedes einzelnen Baumes aufhalten."

Die Legende von den Schlangen als Hüterinnen der Weihrauchbäume hatten die geschäftstüchtigen Händler erfunden. Niemand durfte wissen, woher der begehrte Weihrauch stammte. So erzählte man Reisenden, der Nebel an den Bergen der

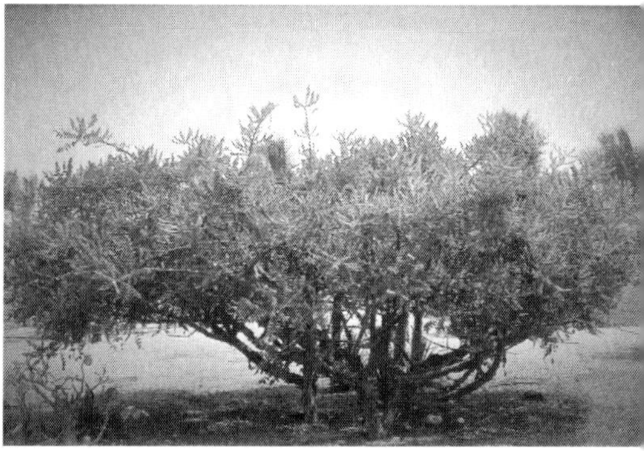

Weihrauchbaum in Salalah, Provinz Dhofar

omanischen Provinz Dhofar sei giftig, und Feuer spuckende fliegende Schlangen würden die Bäume bewachen und Eindringlinge angreifen."

Mika und ich beschließen, dorthin zu reisen, wo „tausende Sträucher kostbare Myrrhe weinen und duftenden Balsam". Wir machen uns auf den Weg nach Süd-Arabien, in das Sultanat Oman. Nach Dhofar, in die größte der omanischen Provinzen. In dem Landesteil an der Grenze zum Jemen wird seit dem Altertum der beste Weihrauch der Welt geerntet.

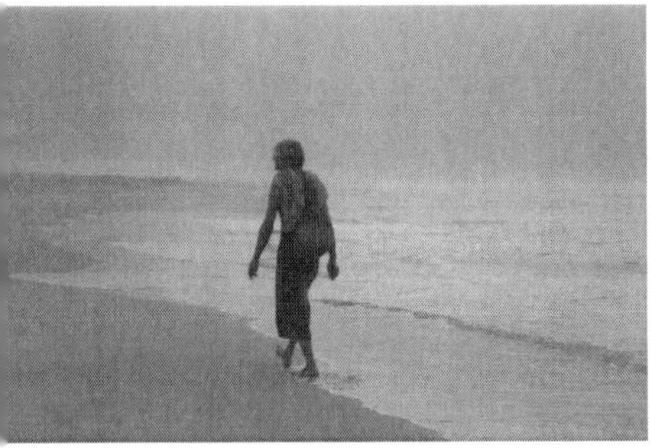

Am Strand von Salalah

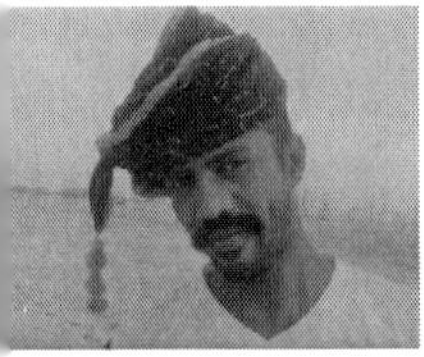

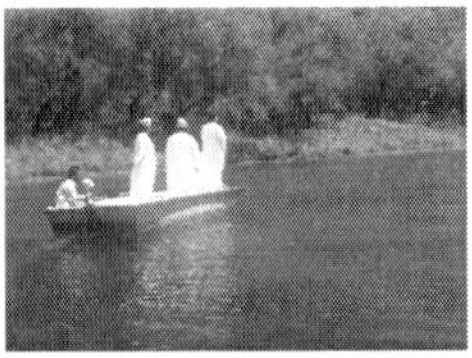

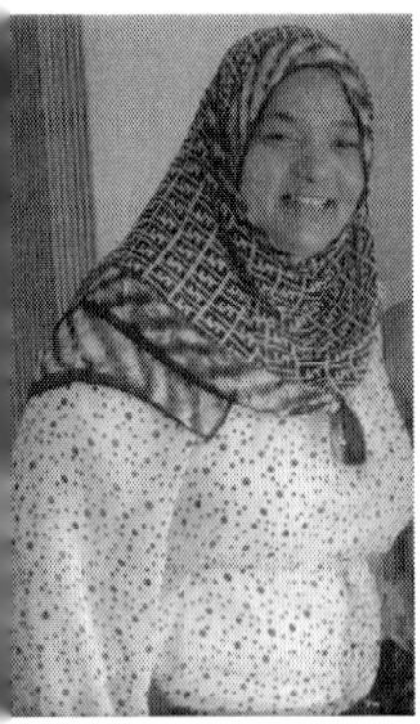

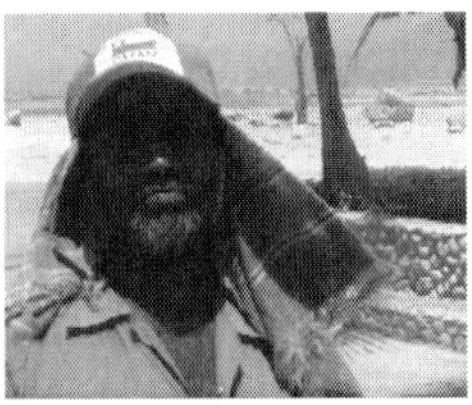

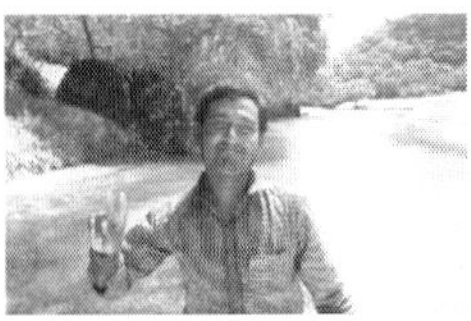

Wir tauchten ein in die Magie von tausend und einer Nacht.

Wir schauten in die dunklen Augen der Kamele, lauschten dem Gesang der Vögel, und das Muscheln sammeln im Licht der untergehenden Sonne wurde zur Nachmittags-Meditation.

Wir betraten das Reich betörender Wohlgerüche und Essenzen, und immer begleitete uns ein Duft: Der des Hojari, des edelsten Weihrauchs überhaupt, der hier geerntet wird. Wir konnten uns nicht satt sehen an diesem schillernden Grün. Wenn am Abend die Sonne unterging, schweiften unsere Blicke hinter den Horizont, und die kostbaren Weihrauch-Perlen auf dem Räucherlämpchen öffneten uns die Pforten ins Reich der Stille, der Träume und der Glückseligkeit.

Wir waren fasziniert vom friedlichen Neben- und Miteinander der Traditionen und Kulturen im Oman. Vom Stolz und der Würde, die bei den schwarz verhüllten Frauen zu spüren ist. Vom Lächeln, vom Humor, manchmal auch vom Schalk in ihren glänzenden dunklen Augen.

Wir trafen Menschen, die leuchten. Die erfüllt sind von Stolz und der Liebe zu ihrem Land und zu ihrem Herrscher: Quabuus Ibn Said Al-Said. Der Sultan ist allgegenwärtig. In jeder Hotellobby, jedem Restaurant, am Eingang der Einkaufs-Zentren, in jeder Amtsstube hängt ein Bild von ihm. Der Sultan ist eine Ausnahme in der arabischen Welt. In den 47 Jahren seiner Regierungszeit hat er den Oman von einem mittelalterlichen Wüstenstaat in ein blühendes Land verwandelt. Und dafür gesorgt, dass die Moderne hier nur behutsam Einzug hielt – anders als in den Golf-Emiraten mit ihren glitzernden Shopping Malls und ihren futuristischen Wolkenkratzern.

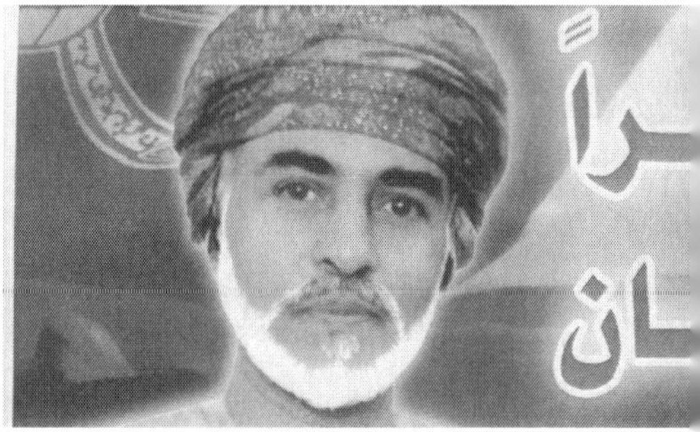

Vom Volk verehrt:
Sultan Quabuus Ibn Said Al-Said

11.2. Salalah - der Ort des Propheten

Wir hatten uns für den September als Reisemonat entschieden, da spürt man noch die Ausläufer des Südwestmonsuns, der im Sommer die Küste und Berge der Provinz Dhofar in einen Mantel aus Nieselregen hüllt. Wir wohnten direkt am Meer, in der Nähe von Salalah, der Hauptstadt des Dhofar. Die Stadt trägt klangvolle Namen wie „Stadt der Gärten“, „Ort des Propheten“, „Parfüm-Hauptstadt Arabiens“. Der Reiz Salalahs liegt nicht in historischer Bausubstanz – die traditionellen Kalksteinhäuser verfallen und werden wohl eines Tages ganz verschwunden sein. Der Reiz dieser Stadt ist ihre Lage: zwischen dem azurblauen Ozean und dem kahlen Bergmassiv vor der Arabischen Wüste. Viele Kilometer zieht sich die Stadt am Arabischen Meer entlang, gesäumt von tropischen Obstplantagen. Kokospalmen, Mango- und Papayabäume spenden Schatten – dazu der feine, weiße Sand – ein Gefühl wie in der Karibik. An kleinen Verkaufsständen werden exotische Früchte angeboten, Cherimoya, Guave, Jackfruit, Mangos, Papayas, Kokosnüsse. 16 verschiedenen Bananensorten werden hier angebaut.

Vor 3000 Jahren gegründet, war Salalah immer wieder die wichtigste Hafenstadt des Küstenabschnitts. Im Mittelalter erlebte sie ihre Blütezeit. Im 13. Jahrhundert hat sogar Marco Polo vorbeigeschaut: „Dhofar (*Vorläufer des heutigen Salalah*) ist eine großartige und schöne Stadt mit einem sehr guten Hafen, in dem es geschäftig zugeht. Die Kaufleute machen enormen Profit, indem sie mit arabischen Pferden handeln ... und viel heller Weihrauch wird hier produziert", schrieb der venezianische Weltreisende. An diese glorreiche Zeit erinnert der berühmte Weihrauchmarkt von Salalah, der größte der Arabischen Halbinsel.

11.3. Tausend und ein Duft

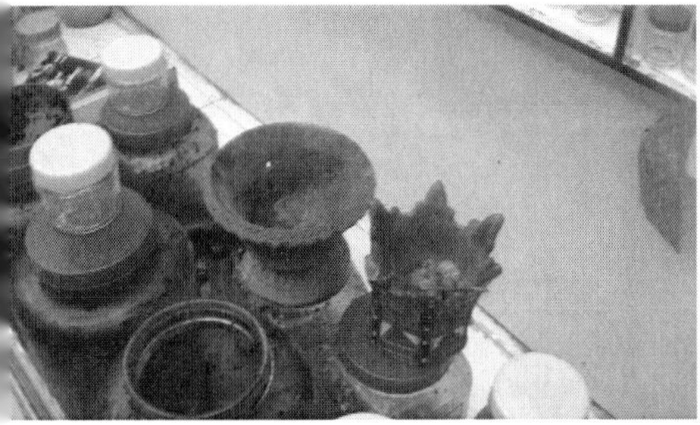

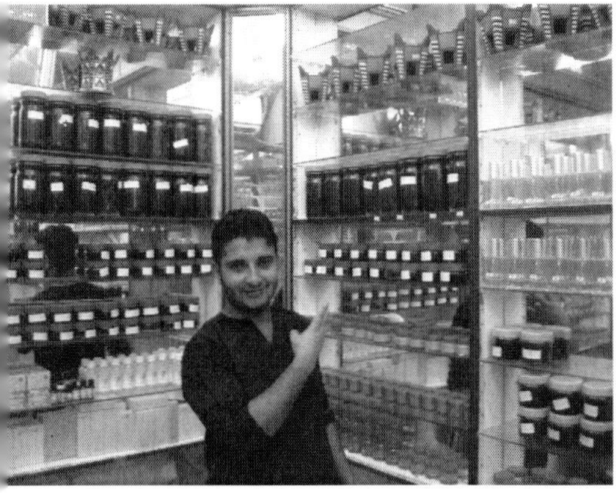

Betörende Düfte, unscheinbar verpackt

Von außen wirkt der Al Haffa-Souk unscheinbar. Einfache, winzige Läden drängen sich dicht aneinander. Souvenir- und Kleidergeschäfte, vor allem aber Läden mit imposanten Weihrauchauslagen. Wir betreten den Souk und tauchen ein ins Reich der Düfte. Betörende Rauchschwaden ziehen durch die engen Gassen, vermischen sich mit dem Aroma sinnlicher Parfüm-Kreationen. Die Ware wird nicht in edlen Flacons oder aufwendigen Verpackungen verkauft, sondern in Papiertüten, billigen Glasfläschchen, Plastikdosen mit Schraubdeckeln. Düfte sind für die Menschen hier kein Luxus, sie gehören zum täglichen Leben. In Oman werden monatlich für Weihrauch und Bokhur mehr als 200 Rial ausgegeben, etwa 400 Euro. Es gibt kein Haus, in dem nicht täglich Weihrauch verbrannt wird. Nicht für religiöse Zwecke, sondern vor allem, um sich zu parfümieren.

Die Händler – die meisten sind Frauen, von Kopf bis Fuß schwarz verhüllt in ihren traditionellen Abayas – preisen die „Tränen Allahs" an. „Luban", „Frankincense" rufen sie uns zu und lächeln uns aus großen Augen an. Vier unterschiedliche

Qualitäten des Olibanum-Harzes gibt es. Der edelste ist der Hojari. Früher wurde er auch königlicher Weihrauch genannt, weil er der Familie des Sultans vorbehalten war. Er schimmert grünlich-weiß. Die Perlen sind erstaunlich groß. Der Duft: betörend und unglaublich intensiv, ein wenig erinnert er an frische Limonen. Kein Vergleich zu den bräunlichen Krümeln, die ich bisher kannte. Billiger Weihrauch ist mit Rindenstücken verunreinigt. Und was die Besucher katholischer Messen in Rauchschwaden hüllt, sind oftmals synthetisch parfümierte Mischungen, die als Kirchenweihrauch verkauft werden. Klangvolle Namen wie 1001 Nacht, Paradies oder Eden können nicht darüber hinwegtäuschen, dass Kirchenweihrauch mit dem kostbaren Original nichts zu tun hat.

Der edelste, der grünlich-weiße Hojeri, ist für die Omaner auch Heilmittel. Die Harzstücke werden über Nacht in Wasser eingelegt, am Morgen trinkt man die milchige Flüssigkeit. Bei Erkältung, Halsentzündung, Husten. Und als Aphrodisiakum. Für die Omaner ist Weihrauch ein Liebes-Elixier. Auch eine köstlich duftende Weihrauch-Öl-Mischung wird angeboten. Äußerlich verwenden die Omaner Olibanum bei Hautentzündungen.

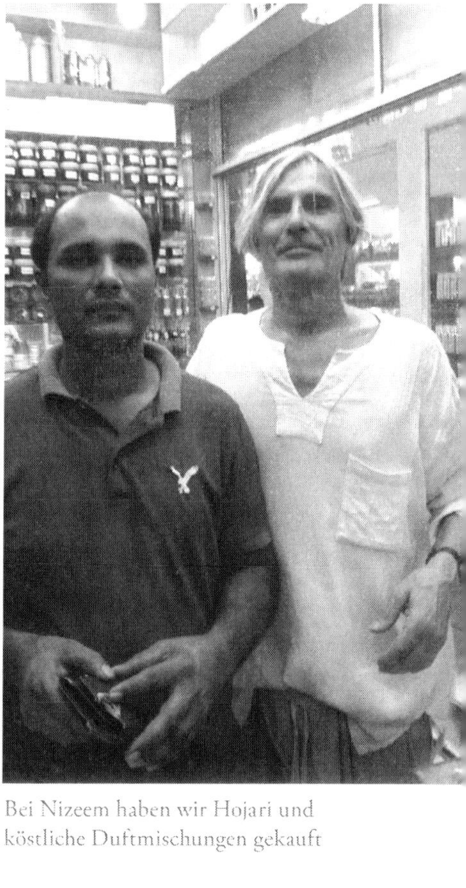

Bei Nizeem haben wir Hojari und köstliche Duftmischungen gekauft

Neben dem Weihrauch-Harz werden im Souk auch Räucherstäbchen und -steine verkauft, die typischen bunt bemalten Weihrauchbrenner, und Bokhur – dafür ist Salalah berühmt: eine Duftpaste aus Sandelholz, Myrrhe, Rosenblättern, Weihrauch und Parfümölen. Wir decken uns mit dem königlichen Hojari und Bokhur ein. Bei dieser geheimnisvollen Duftmischung genügt es, die Dose zu öffnen, und schon verbreitet sich ein wunderbares Aroma.

11.4. Wo der Weihrauch gedeiht

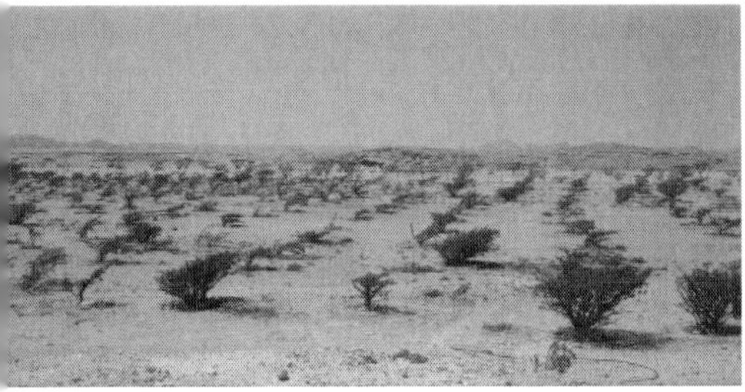

Bäume im Weihrauch-Wadi

Wir machen uns auf den Weg zum UNESCO-Weltkulturerbe „Frankincense Park“ 40 km nördlich von Salalah. Die gut ausgebaute Straße führt vorbei an vom Monsun benetzten Tälern und Wiesen, auf denen prachtvolle Blumen blühen. Plötzlich verändert sich die Vegetation. Wir fahren durch eine steinige, karge Mondlandschaft. Auf einem Felsen wächst ein kleiner Weihrauchbaum. Noch ein paar Kilometer, und wir haben den Park erreicht. Unter sengender Sonne laufen wir über das fünf Quadrat-Kilometer große umzäunte Gelände, auf dem mehr als 1.200 Weihrauchbäume stehen.

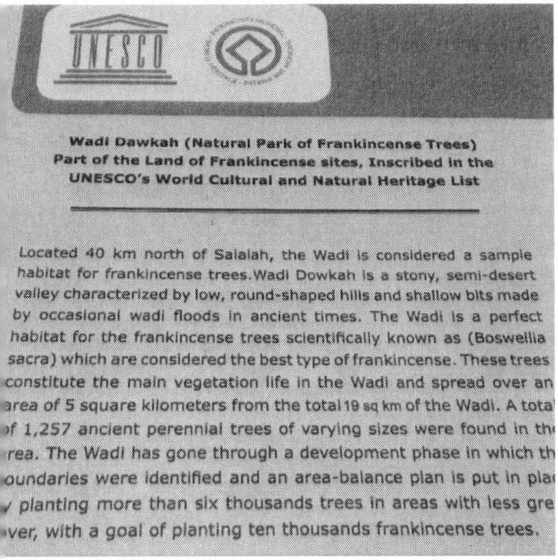

Was aussieht wie eine Plantage, sind wildwachsende Bäume. Alle Versuche, Weihrauchbäume künstlich anzupflanzen, sind bisher gescheitert. Der Weihrauchbaum gedeiht nur in wenigen, klimatisch besonderen Gebieten: Warm muss es sein, aber auch feucht. Es sollte ab und zu nieseln, aber nicht in Strömen regnen.

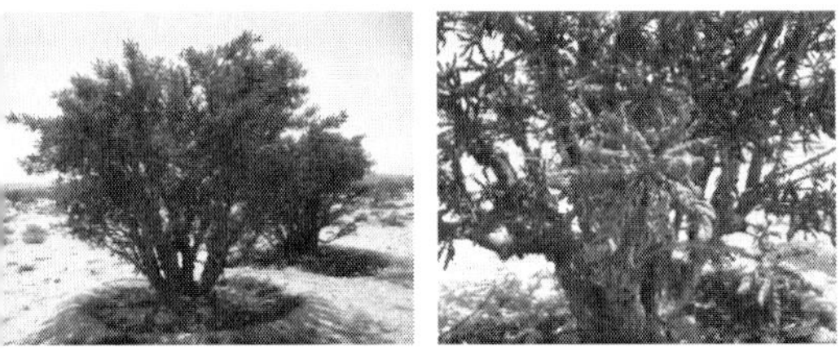

Manche Weihrauchbäume sind mehrere hundert Jahre alt

Die dornigen Bäume sind meist nicht höher als drei Meter und sehen eher aus wie Sträucher. Voller Ehrfurcht berühren wir die Stämme und die eingerollten kleinen Blätter. Und entdecken an der Rinde Tröpfchen eines milchigen Safts. Der Luban!

Der arabische Name geht auf dieselbe Wortwurzel zurück wie Laban – Milch. Zwei Weihrauchsammler sind in der glühenden Mittagshitze unterwegs. Vollständig verhüllt zum Schutz vor der Sonne. Einer der Männer geht lächelnd auf uns zu, greift in seine Hosentasche und schenkt uns einen köstlich duftenden Weihrauch-Brocken.

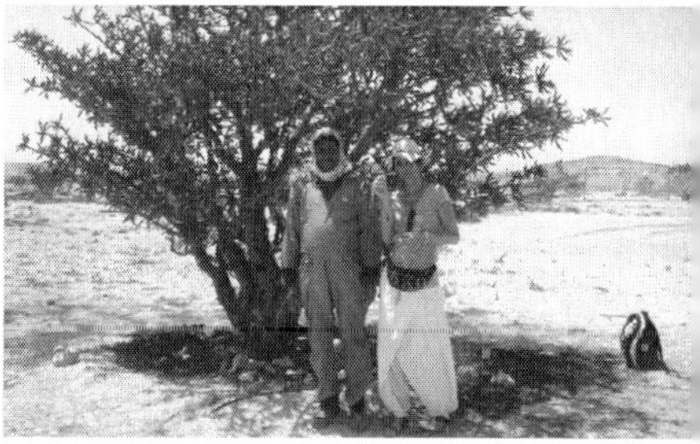

Hüter des Weihrauchs

11.5. Die Ernte

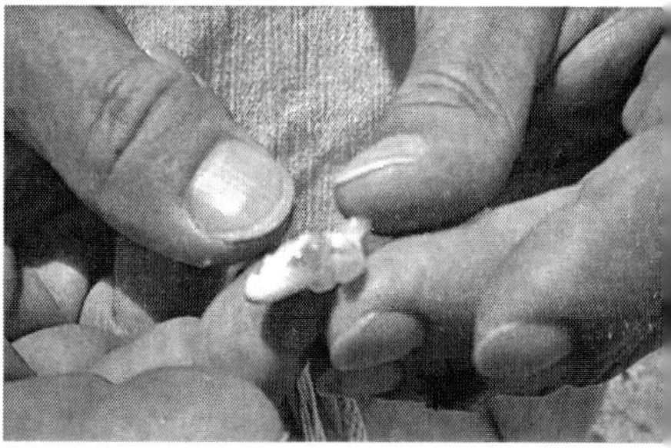

Eine Träne Gottes

Ein Baum muss ungestört acht bis 10 Jahre wachsen, bevor er erstmals angezapft wird. Mit einem speziellen Spatel ritzen die Weihrauchsammler im Frühjahr die Rinde an. Daraus quillt das Baumharz. Es ist das Blut des Baumes, mit dem er die Verletzung heilt. Nach 14 Tagen wird das Sekret entfernt, die erste Ernte ist minderwertig, auch die Qualität des zweiten Anschnitts wird nicht verwendet; erst die dritte Einkerbung bringt das weißliche Harz hervor, das von höchster Qualität ist und nach dem Trocknen in den Handel geht. Ein Baum liefert drei bis sieben Kilogramm Weihrauch pro Jahr. Alle sieben Jahre gönnt man den Bäumen eine mehrjährige Regenerationspause.

Im Altertum galt die Ernte als heiliger Akt und unterlag strengen Regeln, etwa der Enthaltsamkeit. Vor der Ernte standen rituelle Reinigungen an. Der beste Zeitpunkt wurde von den Sternen bestimmt. Nur die Mitglieder ausgesuchter Familien waren befugt, Weihrauch zu ernten. Das Ernterecht wurde von Generation zu Generation weitergegeben.

Der Überlieferung nach ist es nicht ganz ungefährlich, Weihrauch zu ernten. Niemals durfte es ein Mann allein tun, niemals ohne zuvor auf Trommeln geschlagen und gesungen zu haben. Auf keinen Fall, ohne dem Baum als Dank ein Schälchen der Süßspeise Halwa hinzustellen. Die Omaner glauben, dass unter jedem Weihrauchbaum ein Dämon wohnt, der besänftigt werden muss. Diese Legende half, ebenso wie die von Feuer spuckenden fliegenden Schlangen, die Bäume zu schützen.

Weihrauch – Vorkommen und Ernte

Weihrauch wird im Süden der arabischen Halbinsel angebaut (Oman und Jemen), in Ostafrika (**Äthiopien**, Somalia, Eritrea) und Indien. Die kleinen knorrigen Bäume, die nur wenige Blätter haben, gedeihen nur in bestimmten Höhenlagen mit trockenem Klima, die Luft muss feucht-warm sein. In Südarabien wächst Bosellia sacra bzw. Boswellia carterii, in Somalia Boswellia frereana, in **Äthiopien** Boswellia papyrifera und in Indien Boswellia serrata.

Als naturheilkundlich am bedeutsamsten gilt Boswellia serrata aus **Indien**. Der indische Weihrauchbaum wächst in den Trockenwäldern Zentral- und West-Indiens. Er unterscheidet sich von allen anderen Weihrauchsorten durch seine dunkle Farbe, die von hellem Beige bis hin zu hellem Grau variiert. Der indische Weihrauch ist sehr reich an Boswelliasäuren. Salai guggul – wie das Harz in Indien genannt wird – spielt in der 5000 Jahre alten Ayurveda-Medizin eine große Rolle und ist Bestandteil des Europäischen Arzneibuchs.

Der **jemenitische** Weihrauch wächst in der Region um Hadramaut, seit alters her wird er von Nomaden gesammelt. Weihrauch gedeiht auch an den Grenzen zum Oman und auf der zum Jemen gehörenden Insel Sokotra. Weil im Jemen seit Jahrzehnten instabile politische Verhältnisse herrschen, produziert der Jemen nicht mehr viel.

Haupterntegebiet für den weltweiten Weihrauchhandel sind **Somalia** und **Äthiopien**. 82 % des Harzes wird in Somalia geerntet. Wie in Südarabien werden auch in Somalia die Bäume vererbt und sind Privateigentum von Untergruppen von Stämmen oder einflussreichen Großfamilien. In den 1970er-Jahren wurde der Weihrauchhandel verstaatlicht, erstmals wurden sogar Plantagen angelegt.

Aus **Äthiopien** werden jedes Jahr rund 4-tausend Tonnen Weihrauch exportiert. *Karbe*, die edelste Sorte, war ursprünglich für die Gottesdienste der äthiopisch-orthodoxen Kirche vorbehalten. Es hieß, nur das weiße, reine Harz trage die Gebete in den Himmel. Geerntet wird wie vor 2000 Jahren: Die Rinde wird angeritzt, und wenn das Harz austritt, schickt man die Kinder, um es von den Wunden der Rinde zu schaben. In Weihrauch-Sortieranlagen werden die Weihrauchklumpen nach Aschenputtel-Manier in mühevoller Handarbeit sortiert. Sieben verschiedene Qualitätsstufen gibt es, von weiß bis fast schwarz. Für das Gebet bleibt inzwischen nichts mehr im Land. Der weiße Weihrauch wird nach China, Deutschland, in den Mittleren Osten und die Vereinigten Staaten exportiert.

Wie viele der traditionellen Weihrauchländer wurde auch **Eritrea** im 20. Jahrhundert durch kriegerische Auseinandersetzungen erschüttert, das hatte Auswirkungen auf den Weihrauch-Anbau und den Handel.

Die Nachfrage steigt, der Bestand nimmt ab. Immer mehr ältere Bäume sterben ab. Forscher befürchten, dass es bald fast keinen Weihrauch mehr geben wird. Wenn es nicht gelinge, die Produktion wieder anzukurbeln, werde in etwa 50 Jahren der letzte Harztropfen geerntet, sagt Frans Bongers vom Institut für Waldökologie der Universität Wageningen in den Niederlanden.

In Nordwest-**Äthiopien** im Quellgebiet des Blauen Nils hat er 13 jeweils zwei Hektar große Weihrauchbaum-Bestände untersucht. Und kommt zu dem Ergebnis: Alle Bäume sind betroffen, nicht nur diejenigen, die durch das Anritzen der Rinde bei der Ernte verletzt werden. Was die Bäume schwächt, ist die zunehmende Zahl von Bränden, Überweidung und Schädlingsbefall. Wird Feuer gelegt, brennt nicht nur das Gras zwischen den Bäumen ab, sondern auch kleine Boswellia-Pflänzchen. Rinder und Ziegen fressen die jungen Pflanzen. Und viele Bäume überleben die Attacke eines schädlichen Käfers, nicht, der seine Eier unter die Rinde legt.

12. Der Duft des Himmels

„Wohlgeruch ist der Atem des Himmels." (Victor Hugo)

12.1. Vom Zauber der Düfte

Am Anfang war der Rauch. In den alten Hochkulturen Ägyptens ließen die Menschen Weihrauch und Myrrhe als wohlduftenden Rauch aufsteigen, um ihren Göttern nahe zu sein. Priester salbten die Körper der Pharaonen mit duftenden Elixieren und Essenzen ein. In den Gräbern der Pharaonen wurden als Grabbeigaben kostbare Alabastergefäße mit Ölen und Duftstoffen gefunden. Dem König Tutanchamun hatte man einst fast 400 Liter parfümierter Öle und Salben mit ins Grab gegeben.

Mit der Pharaonin Hatschepsut bekamen Düfte eine neue Bedeutung: Wohlgeruch als Ausdruck des Lebens. Erstmals parfümierten sich die Lebenden. Eine geheimnisvolle Aura umgab diejenigen, die mit Aromen zu heilen vermochten, oder zu manipulieren. Die Meisterin der Verführung war Kleopatra. Die ägyptische Königin verstand es so geschickt mit Düften umzugehen, dass sie angeblich sogar den Wind verzauberte. Und den Mann ihres Herzens: Um den römischen Kriegsherren Marcus Antonius zu betören, ließ sie die Segel ihres Schiffes mit einem schweren Parfüm aus Jasmin und Rose tränken.

Parfum konnte auch gefährlich und verhängnisvoll werden. Wie in der Geschichte jenes Kalifen, der eine seiner Frauen der Untreue verdächtigt. Er schenkt ihr einen Flakon mit einem eigens ihm vorbehaltenen Duft. Die Ehebrecherin schenkt das Parfüm ihrem Geliebten. Der benutzt es, bevor er bei Hofe erscheint. Das heimliche Liebespaar ist überführt und wird hingerichtet.

Mohammed, der Prophet des Islam, soll gesagt haben: „Parfums sind die Nahrung, die mein Denken belebt". Und er empfahl: „Ölt euren Körper mit der Weihrauchpflanze ein, da es zu einem höheren Nutzen von eurem Ehepartner für euch führt."

Die aphrodisierende Wirkung von Weihrauch und anderen Düften war bekannt und wurde genutzt, um eine sinnliche Atmosphäre zu schaffen. Der König duftet an seinem Hochzeitstag von Myrrhe, Aloe und Kassia. Bei den Persern wurden die Haremsmädchen durch eine einjährige Aroma-Kur vorbereitet. Die Jüdin Esther wurde sechs Monate lang „mit Balsamöl" (= Weihrauchöl) massiert, bevor man sie dem persischen König Ahasverus vorstellte. Im Hohelied der Liebe schwärmt der junge Mann vom Duft seiner Freundin.

„Deine Liebe berauscht mich mehr noch als Wein.
Weithin verströmen deine kostbaren Salben herrlichen Duft."

„Olibanum-Harze waren seit der Antike eine wesentliche Zutat in vielen Rezepturen für „Liebesweihrauch" und Bestandteil der Orientalischen Fröhlichkeitspillen", schreibt der Ethnopharmakologe Dr. Christian Rätsch im „Lexikon der Liebesmittel". Und weiter: „Frauen im alten Ägypten wie heute noch in Südarabien, schätzten Olibanum-Weihrauch zum Beräuchern der Vulva vor dem Akt und zur Steigerung der Fruchtbarkeit. In der Türkei kaut man einige Weihrauchtränen als Liebesmittel, manchmal in Verbindung mit Opium."

Vielleicht hat meine Freundin Heide tatsächlich die aphrodisierende Wirkung von Weihrauch gespürt. Eines Tages nahm sie 8 Tropfen von Mikas Weihrauch-Tinktur, weil sie schlapp und erkältet war. Später berichtete sie kichernd von unerwarteten, aber hoch erfreulichen Nebenwirkungen.

Rezept gegen vorzeitigen Samenerguss

Wenn beim Manne der Samenerguss zu früh kommt, so nehme er eine Mischung aus Muskatnuss und Weihrauch (Rätsch, Lexikon der Liebesmittel, S. 526)

Auch in der Neuzeit wurden aphrodisische und magische Salben verwendet, schreibt Rätsch: „Eine Salbe ‚wider das Menschliche Unvermögen von ‚Zauberey' – d.h. gegen Impotenz – wurde aus gleichen Teilen Hirschpenis und Hirschschwamm bereitet und mit einem Kräutersud aus Engelwurz, Pfingstrose, Beifuß, Misteln, Weihrauch, Myrrhe und anderem vermischt." (Rätsch, Lexikon der Liebesmittel, S. 595)

Auch die Inder erkannten früh die betörende Wirkung von Düften. Das Kamasutra ist nicht nur ein Leitfaden für die Kunst der Erotik und Liebe, sondern auch für den Umgang mit aromatischen Substanzen. Die Regel für ein erfülltes Liebesleben lautet: „Duftende Cremes für den Körper, parfümiertes Wachs auf die Lippen und gründlich geputzte Zähne, blumengeschmückte Kleider und Haare."

12.2. Koh-Do – der Weg, dem Duft zu lauschen

Die Chinesen haben schon vor rund 3 500 v. Chr. Hanf verräuchert. Später kamen mit dem Ausbau der Handelsrouten viele exotische Räuchermittel dazu und man kreierte wohlduftende Mischungen. In den religiösen Zeremonien des Taoismus wurde zu allen Zeremonien geräuchert: Bei der Anrufung von Ahnen, als Schutz vor Geistern, für Erfolg und Glück, bei Meditationen.

In buddhistischen Heiligtümern und Tempeln brennen die Weihrauchgefäße und Räucherstäbchen auch heute noch ohne Unterlass.

Buddhistisches Gebet

„Den Buddha verehrend geben wir Weihrauch,
Rauch, dessen Duft den Raum durchzieht.
Ein gutes Leben duftet süßer als Weihrauch,
und in allen Richtungen erfüllt es die Welt."

Räucherdüfte sind ein Symbol für die Worte Buddhas, die durch die Welt schweifen und Menschen von Verwirrung und Leid erlösen. In buddhistischen Zeremonien wird Weihrauch entzündet bei der Initiation von neuen Mönchen und um Krankheiten und böse Geister zu vertreiben.

In Japan entwickelte sich das Räuchern, genannt „Koh", zur höchsten Duftkultur der Welt. Mit der Einführung des Buddhismus im 6. Jahrhundert hatten die Japaner den Brauch des Räucherns von den Chinesen übernommen. Koh wurde zunächst bei religiösen Anlässen verwendet, später wurde auch zu weltlichen Zwecken geräuchert. Die Adligen am kaiserlichen Hof fanden Gefallen an den Düften. Im 11. Jahrhundert schrieb die Hofdame der Kaiserin Murasaki Shikibu „Die Geschichte vom Prinzen Genji". Im ältesten Liebesroman der Welt erzählt die Hofdame von den romantischen Liebesabenteuern des Prinzen, der die Frauen mit den kostbarsten Düften betörte.

Die Düfte wurden immer mehr verfeinert, Räume und Kleidung wurden parfümiert. In den Ärmeln des Kimonos trug man kleine Duftsäckchen mit Koh-Pulver, die Rüstungen der Krieger wurden vor der Schlacht mit Räucherwerk aromatisiert. Zur Herstellung exquisiter Duft-Kreationen wurden bis zu zweihundert verschiedene Ingredienzien verwendet. Baumharze und Rinden, Weihrauch, Sandelholz, Zimt, Nelken, Anis, Adlerholz.

Auch therapeutisch wurden die Aromen eingesetzt: Bei psychischen Beschwerden rieb man sich mit feinem Koh-Pulver ein oder nahm es ein. Wenn Kranke einen Tempel betraten, führten sie den aufsteigenden Koh-Rauch mit einer Handbewegung zu der erkrankten Stelle ihres Körpers, eine Geste, die man heute noch in Japan beobachten kann. Das Räuchern ist bis nach wie vor Bestandteil des alltäglichen Lebens im Land der aufgehenden Sonne. Bei der Räucherzeremonie „Koh-Do" werden mit besonderen Utensilien kostbare Aromahölzer sanft erhitzt. Ein kunstvolles Ritual, das die Konzentration fördern, das Bewusstsein erhöhen und den Geist leeren soll.

In der indischen Ayurveda-Medizin spielt das Räuchern eine große Rolle. Räuchern wird für atmosphärische Reinigungen eingesetzt und bei Erkrankungen. Beliebte Räucherpflanzen sind Weihrauch, Sandelholz, Benzoe oder Vetiver. Die Asche wird gesammelt und in medizinischen Präparaten verarbeitet.

12.3. Das Blut der Pflanzen – duftende Medizin

Die Geschenke der drei Magier aus dem Morgenland waren die größten Schätze aus der Apotheke der Antike: das königliche Gold und die beiden kostbaren Harze Weihrauch und Myrrhe. Die Gaben zeugen von uraltem Heilwissen, das im Orient wie im Okzident, in Arabien, China und Indien und auch im antiken Griechenland angewendet wurde.

In der Bibel sind an 1.035 Stellen ätherische Öle und Pflanzen genannt, die aromatisches Öl produzieren. Aromata, Weihrauch und Salben weisen darauf hin, dass ätherische Öle zum Salben und Heilen der Kranken verwendet wurden. Im „Papyrus Ebers" aus der Zeit um 1530 v. Chr. werden genaue Angaben gemacht zu Symptomen, Diagnosen und Behandlungen. Dank langsamem Destillationsprozess bei niedrigen Temperaturen war das Verfahren so schonend, dass alle Molekülketten komplett erhalten blieben.

12.4. Die Wiederentdeckung der Aromatherapie

Als Vater der heutigen Aromatherapie, bei der ausschließlich ätherische Öle eingesetzt werden, gilt René-Maurice Gattefossé (1881–1950). Nach einer Explosion im Labor zog er sich massive Wunden zu. Er trug pures Lavendelöl auf, die Wunden heilten erstaunlich schnell. Sein Schüler Jean Valnet (1920–1995) setzte im Indochinakrieg ätherische Öle nach chirurgischen Eingriffen mit großem Erfolg ein.

Ebenso wie der Weihrauch, war auch die Aromatherapie lange Zeit in Vergessenheit geraten. Nun erlebt sie eine Renaissance.

Das Heilungspotenzial dieser Öle ist so groß, weil sie eine ähnliche Struktur haben wie die menschlichen Zellen und das Gewebe. Die kleinen Moleküle überwinden die Zellmembran und breiten sich durch das Blut im Gewebe aus.

In ihrem Buch „Duftmedizin" schreibt die ärztlich geprüfte Aromapraktikerin Maria Schasteen:

„Die ätherischen Öle sind geradezu darauf spezialisiert, die Blockaden, seien sie physischer, emotionaler oder mentaler Natur, zu lösen und Harmonie und Freude fließen zu lassen. Wie sie das bewerkstelligen? Sie führen unseren 100 Billionen Zellen ihre ureigenen positiven Impulse und Schwingungen zu, in einer Licht- und Tonfrequenz, die für uns unsichtbar und unhörbar sind. Diese Schwingungen werden zu neuen Anti-Virus-Programmen auf unserer Festplatte, die jeden Virus – das sind unsere negativen Programmierungen – unschädlich machen, die alten Sabotageprogramme knacken und auflösen."

Ätherische Öle helfen uns auch, die Folgen der chemischen Attacke zu lindern, der wir ausgesetzt sind. Maria Schasteen hat recherchiert, dass seit 1965 mehr als 4 Mio. verschiedene chemische Verbindungen formuliert wurden, sowie dass 400 Chemikalien in unserem Gewebe festgestellt wurden. In der Kosmetik- und Parfümindustrie wurden über 800 neurotoxische chemische Verbindungen verwendet. Eine Studie hat gezeigt, dass 202 industrielle Chemikalien das menschliche Gehirn schädigen können. Es geht also darum, dieser Gift-Attacke etwas entgegenzusetzen und so wenig synthetische Duftstoffe wie möglich zu verwenden.

Weihrauch und Myrrhe können dazu beitragen uns vor der permanenten Belastung durch Strahlen zu schützen. Der Nuklearmediziner Dr. Manfred Doepp hat herausgefunden, dass Weihrauch oder Myrrhe vor Elektrosmog schützen und Hypophyse und Hypothalamus wieder harmonisieren.

Zahlreiche Studien bestätigen die Wirksamkeit ätherischer Öle in der Therapie. Bei Teebaumöl wurde ein antiviraler Effekt gegen Herpes-simplex-Viren festgestellt. Bei der Behandlung von Warzen, die durch das humane Papilloma-Virus hervorgerufen werden, hat sich eine Kombination aus Teebaumöl und Thymianöl bewährt. Über Weihrauch schreibt Maria Schasteen: „Als ein Forscherteam 1996 eine Forschungsarbeit über die Wiederherstellung der DNS/RNS publizierte, waren Weihrauch, Sandelholz und Balsamtanne die drei Öle, die am wirksamsten die DNS und RNS reparierten."

Während wir früher Weihrauch geräuchert haben, gehe ich nach der Lektüre von „Duftmedizin" mehr und mehr dazu über, hochwertige ätherische Öle im Duftlämpchen zu verbrennen oder im Diffuser zu vernebeln. Mit dem Diffuser kann man zum Beispiel antimikrobielle ätherische Öle vernebeln, die die Raumluft keimfrei machen. Es gibt Ölmischungen für die Atmung, für das Gehirn, für geistige Klarheit, gegen Angst, gegen Schmerzen ... Oder eine spirituelle Ölmischung, die neben Zedernholz, Balsamtanne und Sandelholz Weihrauch und Myrrhe enthält. Ich experimentiere – und kreiere eigene Mischungen. Mein persönlicher „Glücks-Duft" wird Weihrauchöl mit Balsamtanne und Ylang Ylang. Der balsamisch-würzige Weihrauchduft schickt mich in den Oman, das Land meiner Träume, die Balsamtanne lässt meine Seele zu meinen geliebten Bäumen fliegen. Der sinnliche Duft von Ylang Ylang nimmt mir die Anspannung und bringt mich in die Herz-Harmonie.

Heilen mit ätherischen Ölen

Die Universität von Oklahoma fand heraus, dass verschiedene Arten von Weihrauchölen Blasen-, Brustkrebs- und Hautkrebszellen absterben lassen. 80 Studien zeigten, dass ätherisches Zimtöl den Tumorzelltod herbeiführt. Kardamom-Öl verkleinert Tumore. Rosmarin-Öl deaktiviert Eierstock- und Leberkrebszellen, Thymian wirkt gegen Brustkrebs-, Lungenkrebs- und Prostatakrebszellen. 2015 entdeckten Wissenschaftler an der Ruhr-Universität Bochum, dass Krebszellen ätherische Öle riechen können. Auf ihrer Zellmembran tragen sie Duftrezeptoren.

Die Krebszellen reagieren auf die terpenhaltigen Moleküle und hören auf zu wachsen. Besonders wirksam sind Zitrusöle und Öle der Nadelbäume. Prof. Hanns Hatt, der Leiter der Studie, hat die Hoffnung, „eine neue Form der medizinischen Behandlung bei Krebs zu entwickeln, die weniger Nebenwirkungen hat." (The Huffington Post, 16. Mai 2015)

12.5. Seelengold – der Duft der Liebe

Je tiefer ich eintauche in die Welt der heilsamen Essenzen, desto feiner wird meine Wahrnehmung. Ich reagiere sensibler auf Düfte. Die klassischen Parfüms auf meiner Kommode empfinde ich inzwischen als zu künstlich, zu aufdringlich und lasse sie meist stehen. Lieber greife ich zu dem Parfüm, das Mika auf der Basis von Weihrauch und anderen naturreinen Essenzen herstellt. Wir veredeln sein Olibanum-Parfüm mit hochwertigen ätherischen Ölen. Drei Varianten entstehen: Mandarine, Zitrone, Basilikum zur Entspannung. Orange, Rose, Ylang-Ylang zur Harmonisierung. Zitronengras, Zeder, Sandelholz zur Regeneration. Wir haben sogar den kühnen Gedanken, mit unserem „Seelengold" auf den Markt zu gehen.

Ich folge dem Impuls, Kontakt aufzunehmen zu Maria Schasteen. Schreibe ihr eine Mail über unsere Liebe zum Weihrauch und unsere Ideen. Maria antwortet prompt, und ihre liebevollen Zeilen lassen mein Herz aufgehen vor Freude.

„Liebe Frau Wagner! Lieber Herr Radan!
Ich bin BEGLÜCKT Ihre Zeilen zu lesen! Wie der Weihrauch seine Düfte in den Raum webt, so spüre ich Ihre Liebe und Leidenschaft zu Ihrem Herzensprojekt. Dass Sie ein Produkt aus „Liebe und Weihrauch" mit Ihrem Liebsten zusammen erstellen, ist ein Segen für die ganze Welt! Ich bin dankbar für Sie, dass Sie Ihre Berufung gefunden haben und diese „Phase", die Sie jetzt erleben dürfen, wird Sie aufbauen und für Ihr Projekt groß und stark machen.
Ich freue mich riesig über Ihr neues Buch und werde es auch tatkräftig promoten. Es ist so schön zu sehen, wie jetzt all die Gleichgesinnten zusammenfinden und zusammenarbeiten!
Wie immer ich Euch unterstützen kann, bitte lasst es mich wissen. Ich freue mich sehr von Euch zu hören."

Maria schickt viele informative Links und einen Bericht über den Gründer der Firma, mit deren therapeutisch wertvollen ätherischen Ölen sie arbeitet.

12.6. Gary Young und der heilige Weihrauch

Im Alter von 17 Jahren verletzte Gary Young sich schwer. Als er aus dem Koma erwachte, lautete die Diagnose: „Rollstuhl bis ans Lebensende". Gary Young wollte sich damit nicht abfinden. Er eignete sich umfassendes Wissen in alternativen Heilmethoden an und machte erste Erfahrungen mit essentiellen Ölen, Er gründete eine Firma, die Öle nach therapeutischem Standard herstellt. Gary Young reist durch die ganze Welt. Immer auf der Suche nach neuen Plätzen. Er beobachtet, wo die Pflanzen aufwachsen, die seine Firma verarbeitet. Was ihn leitet, ist der Respekt vor der Natur. Auf einer Farm in Ecuador musste für den Anbau erst eine Plantage gerodet werden. Gary Young erklärte den Bäumen seine Pläne und bat um eine Antwort. Am nächsten Morgen hatten die Bäume ihre Blätter abgeworfen.

1995 reiste Gary Young das erste Mal in den Oman, um mehr über Boswellia Sacra zu erfahren. 2010 bekam er – als einzige ausländische Firma – die Erlaubnis, den heiligen Weihrauch in Salalah zu destillieren. Es gibt ein von der Regierung gesponsertes Forschungsprojekt über die medizinische Wirkung von Weihrauch. Hätten Mika und ich das gewusst, als wir in den Oman reisten, wir hätten sicher vorbeigeschaut!

Die Realität holt mich wieder zurück. Nachdem ich einige Zeit durch den Dschungel der EU-Gesetze bei der Kosmetik-Herstellung geirrt bin, gebe ich den Gedanken, ein Weihrauch-Parfum auf den Markt zu bringen, auf. Seelengold wird eine Duftbotschaft bleiben, die wir verschenken. Damit die Menschen die Magie dieser energetisch hoch schwingenden Essenz erleben. Es ist unsere Bestimmung, die Botschaft vom wunderbaren Weihrauch in das Bewusstsein vieler Menschen zu tragen. Dieses Buch ist ein Schritt auf diesem Weg. Ich erinnere mich an das, was Prof. Ammon, der Pionier der pharmakologischen Erforschung des Weihrauchs, in unserem ersten Gespräch gesagt hatte: „Ich freue mich über jedes Buch, das über Weihrauch geschrieben wird".

Seelengold – Die Rezeptur

Ein professioneller Parfümeur arbeitet mit ca. 3.000 Stoffen, als Natur-Parfümeur hast Du wesentlich weniger Einzelsubstanzen zur Verfügung. Das muss jedoch kein Nachteil sein, denn viele natürliche Substanzen sind viel intensiver und betörender als jedes synthetische Aroma. Allen voran der Weihrauch mit seinem würzigen, balsamischen Duft.

Parfum wird normalerweise durch Destillation gewonnen. Doch es gibt auch einen einfachen Weg, einen ganz persönlichen Duft zu komponieren.

Zutaten (unbedingt aus biologischem Anbau):
11 g Weihrauch
3 g Myrrhe
5 g Nelken
5 g Sternanis
8 g Zimtrinde
1 g Muskatnuss
2 g Rosenblätter
0,5 g Kreuzkümmel
0,5 g Thymian
250 ml reiner Alkohol aus der Apotheke

Alle Zutaten grob im Mörser zerkleinern. Um Allergien auszuschließen, jede einzelne Substanz auf etwas Träger-Öl (Mandel-, Kokos- oder Jojoba-Öl) geben und auf der Haut auftragen. Mehrere Stunden wirken lassen. Falls keine allergische Reaktion auftritt, die Zutaten in eine Glasflasche geben, den Alkohol darüber gießen und alles gut vermischen. Die Flasche schließen und drei Wochen im Dunkeln aufbewahren. Einmal in der Woche durch kräftiges Schütteln potenzieren. Danach die Flüssigkeit durch einen Kaffeefilter laufen lassen. Und schon ist das Weihrauch-Parfum fertig. Mit einem Trichter in Parfum-Flacons füllen. Je nach Geschmack kannst Du es wie oben beschrieben mit ätherischen Ölen veredeln. Es genügt, jeweils ein bis zwei Tropfen mit einer Pipette in einen 5-ml-Flacon zu geben. Pro Öl jeweils eine extra Pipette verwenden, sonst vermischen sich die Aromen.

Dieses Parfum ist völlig frei von synthetischen Substanzen. Seine Moleküle dringen über Deine Haut bis in Deine Zellen ein und sorgen für Wohlgefühl, Entspannung, Regeneration.

13. Marinas Segen

Eine Zeit lang hatte das Projekt Weihrauch geruht. Der Herz-Baum, bei dem ich immer Marinas Energie gespürt hatte, war gerodet worden. Es war, als hätten wir die Verbindung verloren. Ich hatte das Gefühl, viele Türen aufzustoßen, und jede schloss sich wieder nach kurzer Zeit. Doch meine Liebe zum Weihrauch war viel zu groß, um aufzugeben. Ebenso stark war der Wunsch, die Botschaft vom heiligen Weihrauch in die Herzen der Menschen zu bringen. Und so kam wieder Bewegung in das Projekt. Wir fanden einen Apotheker, in dessen Labor wir unser Drei-Königs-Salz und unseren Sternenzucker gemäß den gesetzlichen Auflagen produzieren können. Im Geschäft einer Freundin, die inzwischen ebenfalls bekennender Weihrauch-Fan ist, werden Salz und Zucker demnächst zum Verkauf angeboten.

In guter Stimmung besuchte ich an einem Feiertag im Sportstudio einen Yoga-Kurs. Die Trainerin kannte ich noch nicht. Mit einem Lächeln begann sie die Stunde, ermutigte uns immer wieder zwischendurch zu lächeln. Ich schaute sie an. Und bekam Gänsehaut. So würde Marina aussehen, wenn sie heute noch leben würde, dachte ich. Große dunkle Augen, ein zartes Gesicht, dunkelbraunes, lockiges langes Haar. Ihr fehlte nur die Traurigkeit, die ich auf so vielen Aufnahmen in Marinas Augen wahrgenommen hatte. Die Augen der Yoga-Lehrerin leuchteten, und sie sprach oft von „glücklichen Haltungen". Leitete die Asanas mit zum Teil poetischen Worten: „Kitzle mit Deinen Zehenspitzen den Himmel." „Breite Deine Flügel aus." Die Handflächen bezeichnete sie als „Handherzen". Ein Engel tauchte vor meinem inneren Auge auf. Marina ist wieder da, dachte ich. Ich kann sie wieder spüren. Das war ein Zeichen. Dass sie an meiner Seite sein würde auf dem Weg, den ich eingeschlagen hatte. Ich musste die Yoga-Lehrerin immer wieder anschauen. Sie erwiderte meinen Blick jedes Mal mit einem herzlichen Lächeln. Sie war der Kanal, über den Marina mir Botschaften sendete. Marina war traurig gewesen, sie hatte ihr Lächeln verloren, ihre Liebe, ihre Zuversicht, ihre Kraft, das Leben zu meistern. Sie hatte ihren kleinen Bruder so lange an der Hand durch die große Stadt geführt. Die Last der Verantwortung, die ihr als kleines Mädchen aufgebürdet worden war, hatte sie erdrückt. Er war ihr ein und alles, und sie war alles für ihn. Zwei Milchstraßen-Kinder im Bauch der zerrissenen Stadt. Verletzlich. Verletzt. Andere Verletzungen waren hinzugekommen. Irgendwann waren es zu viele gewesen für Marina. Ihr Herz wurde müde. Ihre Zellen erstarrten. Der Tumor fraß sie auf.

Nun begegnete Marina mir in Gestalt einer in sich ruhenden, strahlenden, glücklichen Yoga-Lehrerin. Wir hatten in dieser Stunde eine innige Verbindung. Immer wieder lächelten wir einander zu. Ich sprach sie nicht darauf an, doch ich bin sicher, dass sie die Magie dieses Augenblicks wahrnahm.

Seit dieser Begegnung weiß ich, dass unser Weg – der Weg des Weihrauchs – Marinas Segen hat.

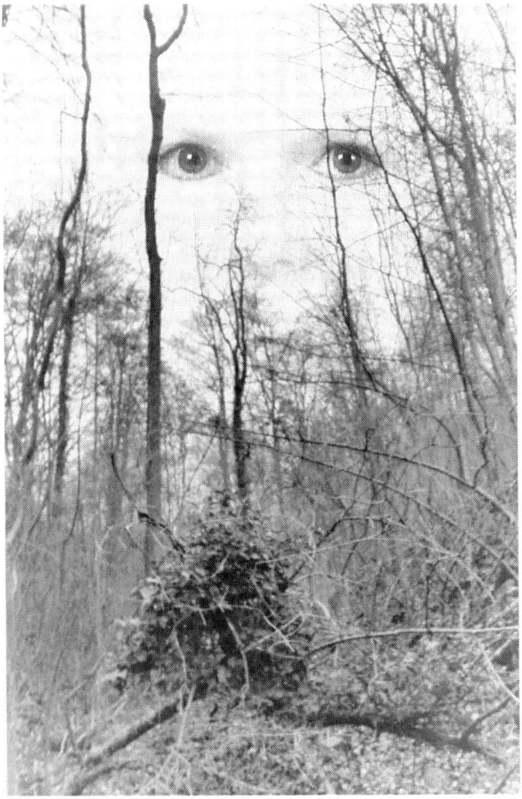

Marinas Segen

14. Meditationen

14.1. Baum-Meditation

Bevor Du zum Baum Deines Herzens gehst, pack ein paar Geschenke ein. Nüsse und Samen für Mutter Erde und die Tiere des Waldes, Rosenblätter für die Liebe, Weihrauchperlen für Kraft, Heilung und göttliche Anbindung. Frage Deinen Baum, ob er die Geschenke annehmen und sich mit Dir verbinden möchte. Wenn Deine innere Stimme ein Ja hört, segne die Gaben an den Baum und platziere sie dort, wo zu spüren ist, dass sie ihm gut tun. Lehne Dich mit dem Rücken an den Stamm. Schließe die Augen. Atme ruhig ein und aus. Presse die Handflächen an die Rinde. Spüre die Struktur. Die Energie des Stammes. Spüre, wie eng Du mit diesem Baum in diesem Moment verbunden bist. Es kann sein, dass Deine Handflächen warm werden und Du ein Pulsieren spürst. Achte auf die Bilder, die vor Deinem dritten Auge vorüberziehen. Es sind Botschaften, denen Du Beachtung schenken solltest. Am Ende der Meditation bedanke Dich beim Baum Deines Herzens. Wenn Du möchtest, kannst Du zuhause die Information, die der Baum Dir gegeben hat, in ein Büchlein notieren und später wieder damit meditieren. Es genügt dann, Dich mit energetisch mit Deinem Baum zu verbinden.

14.2. Von der Quelle schöpfen

Dunkle Wolken und schmerzliche Erinnerungen lösen sich auf, wenn das Harz des Weihrauchbaumes seinen betörenden Duft verströmt. Weihrauch einzuatmen, versetzt uns in einen Alphazustand und ist daher eine wunderbare Vorbereitung für eine Meditation.

Entzünde Weihrauch. Beobachte, wie der süße Duft in den Himmel steigt.

Stell Dir vor:
Ein goldener Sommertag.
Du liegst im Halbschatten eines machtvollen Baumes.
Die Sonne liebkost Deine Fußsohlen.
In den Wipfeln des Baumes vernimmst Du ein leises Raunen.
Es ist das Flüstern der Elfen, die diesen Baum bewohnen.

Stell Dir vor:
Die Blätter des Baumes berühren sanft Dein Kronen-Chakra.
Alles in Dir öffnet sich, dem Himmel entgegen.
Alles wird weit.
Alles wird leicht.
Dein Herz verschmilzt mit der Seele des Baumes.
Ihr seid EINS.

Stell Dir vor:
Es ist Dein Begleiter, Dein Schutzengel auf all Deinen Wegen.
Trägt dich auf starken Ästen durch Raum und Zeit.
Spüre seine Kraft!

Stell Dir vor:
Du stehst auf, umarmst den Stamm.
Spüre den Halt, den dieser wundervolle Baum Dir gibt.
Schließe die Augen, presse Deine Stirn an die Rinde.
Atme den würzigen Duft.

Dies ist Dein Baum !
Spüre seine Weisheit, seine Macht.
Lausche den Geschichten, die er zu erzählen hat.
Nimm wahr, wie im Stamm das Leben pulsiert.
Vielleicht kannst Du eine Vibration wahrnehmen.
Alles ist Schwingung.

Stell Dir vor:
Die Kraft seiner Wurzeln, die von Mutter Erde genährt werden.
Spüre diese Kraft und lass sie in Deinen Körper fließen.
In all Deine Zellen.
Atme tief ein.
Atme tief aus.
Schenk Dir ein Seufzen.
Schenk Dir ein Lächeln.
Schenk Deinem Baum ein Lächeln.
Schenk Mutter Erde ein Lächeln.
Bedanke Dich dafür, dass Du beschützt bist.

Beim Baum.
Bei Mutter Erde.
Und bei dem, der all dies erschaffen hat.

14.3. BewusstSein mit Weihrauch

Stelle ein Gläschen Weihrauch-Wasser bereit. Entzünde eine Kerze und Deinen Lieblings-Weihrauch. Setze Dich auf ein Meditationskissen. Schließe die Augen. Atme drei Mal tief ein und aus. Nimm einen größeren Brocken des Harzes in die Hand. Betrachte ihn, wiege ihn in der Hand. Umschließe ihn ganz fest. Spüre seine Härte. Und stell Dir vor, wie weich er wird, wenn er auf glühender Kohle verbrennt. Atme ganz bewusst und ganz tief seinen Duft ein. Nimm seine Energie wahr. Seine Reinheit. Seine Magie. Verweile einen Augenblick. Tauche den rechten Zeigefinger in das geweihte Wasser, benetze damit das Kronen-Chakra, das Stirn- und das Herz-Chakra. Trinke dann einen Schluck von dem Wasser. Genieße das sanft-süße Aroma. Nun bist Du tief verbunden mit der Kraft des Boswellia-Baumes. Die Energie ist in Dir, sie ist im Raum, und die Information des Baumes dringt in jedes Atom Deines Seins ein. Spüre hinein. Verändert sich etwas? Siehst Du Bilder? Wo bist Du gerade? In einem anderen Leben? Oder im Hier und Jetzt? Spüre hinein. Betrachte die Bilder bewusst. Sei Dir gewiss, dass etwas mit Dir passieren wird. Lass Dich ein.

Diese Meditation ist sehr kraftvoll. Wiederhole sie so oft wie möglich und erlebe die Transformation, die durch die göttliche Energie des Weihrauchs in Gang gesetzt wird.

14.4. Weihrauch-Meditation von Pfarrer Rauch

„Ich bitte Sie, jetzt einmal ganz bewusst Ihr Weihrauchkorn in die Hand zu nehmen. Wir wollen es betrachten und auch mit ihm handeln. Was Sie jetzt in der Hand halten ist nicht nur ein Weihrauchkorn. Es ist eine hart gewordene Wunde. Ja, so ein Weihrauchkorn hat einen tiefen Sinn. Es ist mehr als ein Stoff für unseren Geruchssinn.

Es ist eine hart gewordene Wunde.
Jedes Korn hat seine eigene Größe, Form und Farbe.

Jedes Korn ist für sich zu einem kleinen, harten Schutzpanzer geworden.
Wir selbst haben auf unsere Weise das Gleiche erfahren:
Wenn wir enttäuscht oder verletzt wurden, wenn wir schuldig wurden, blieb manchmal eine harte Stelle zurück.
Diese harten Stellen sind da, aber oft verdrängt.
Wir sehen sie nicht gerne an; wir suchen nicht nach ihnen.
Menschen sagen, dass sie hart geworden sind in ihrem Leben.
Die vielen Verletzungen haben sie hart gemacht.
Wir sind manchmal hart geworden wie die Bäume, die sich mit festem Harz schützen und damit ihre Wunden abdecken.
Bei den Bäumen mit ihren Wunden und Verhärtungen geschieht dann Folgendes:
Das Harz der Bäume wird gesammelt und verbrannt.
Aus dem Wundharz wird ein wunderbarer Duft.
Wie ist das bei uns?
Was wird aus unseren Narben, Wunden und Verhärtungen...:
aus Neid, Wut, Bitterkeit, Minderwertigkeitsgefühl,
Beleidigt Sein, Zerrissenheit, Süchte, Ängste?
Wir sehen unsere wunden Punkte und können sie nicht selbst heilen.
Gibt es den Arzt, den Retter, den Heiland?
Die Bibel sagt: Ja!
Es ist der, der auf den Gelähmten zugeht,
der die verdorrte Hand heilt,
der den Weg der Heilung durch den Tod hindurch geht,
der jeden annimmt wie er ist und ihn liebt, einfach bedingungslos liebt.
Gott wendet sich unserer Verlorenheit zu, um uns niemals aufzugeben.
Die Heilung liegt nicht in unserer Umkehr, sondern in seiner Zuwendung!
Unsere Umkehr liegt in nichts anderem als im *Sich-Öffnen* für seine Liebe.
„Umkehr" im christlichen Sinne beginnt damit und nur damit:
die Verwundungen und Zerrissenheit unseres Lebens Gott hinzuhalten.
Das Zeichen des Weihrauchs kann uns zeigen:
Das kleine, harte und unnachgiebige Weihrauchkorn ist nicht das, was vom Leben übrigbleibt.
Verwundetes Leben ist nicht das Letzte!
Die glühende Kohle macht es wieder weich.
So auch die glühende Liebe Gottes.
Sie verwandelt auch das verhärtete Leben durch die Liebe, die keinen Menschen aufgibt.

So lade ich uns ein nach vorn zu kommen und das Weihrauchkorn auf die glühenden Kohlen zu legen.
Wir dürfen Gottes glühender Liebe trauen und den Duft der Verwandlung einatmen:
als duftenden Atem, der verwandeltes neues Leben schenkt, neues Leben
wie am Anfang der Schöpfung.
Denn Lebensatem ist nicht einfach nur Sauerstoff.
Göttlicher Lebensatem ist Sauerstoff vereint mit ewiger Liebe."

(https://www.katholische-kirche-poppenhausen.de/poppenhausen/meditation/3--Fastenmedition-RIECHEN)

14.5. Weihrauchmeditation in den Raunächten

Unseren Vorfahren waren sie heilig – die 12 Tage zwischen Weihnachten und dem Dreikönigstag. Die magischen **Raunächte.** Die Natur hat sich um die Wintersonnenwende in das Innere von Mutter Erde zurückgezogen und bereitet sich auf die Wiedergeburt des „ewigen Lichtes" vor. Die erste Schneedecke legt sich schützend um die Welt, kalte Winde fegen übers Land. Oft leuchtet an diesen Tagen der Sternenhimmel besonders schön. Nun „stehen die Tore der Anderswelt weit offen", heißt es in den alten Schriften.

„Hörst du das Raunen in der Nacht? Raue Tage sind entfacht. Der Tag ist kurz, die Nacht ist lang, kalt, hart, still liegt alles da. Werde des Unsichtbaren gewahr. Frösteln, schauern, sich still zusammen kauern, in der Stille offenbart sich leise der Samen für die Weiterreise. Mond und Sternenlicht dich führen, öffnen dir verborgene Türen."

Alle Räder stehen still. Zeit und Raum existieren nicht. Die Schleier zwischen Diesseits und Jenseits sind besonders dünn. Um das Bewusstsein für die Anderswelt zu öffnen, wurde in diesen Nächten seit Urzeiten geräuchert. Mit getrockneten Kräutern, Zapfen und Nadeln von Nadelbäumen oder Baumharzen. Weihrauch und Myrrhe waren die wichtigsten Substanzen für die Raunacht-Räucherung. Sie wurden mit anderen Harzen wie Mastix und Wacholder gemischt, um „dunkle" Geistwesen auf Abstand zu halten. Weihrauch galt als Botschaft an das Übersinnliche. Auch deshalb machten die Magier aus dem Morgenland dieses Räucherwerk Jesus zum Geschenk.

In vielen ländlichen Regionen hat sich die Räucherung in den Raunächten erhalten. Man geht mit einer Räucherpfanne durch Haus und Stall, um Bewohner und Vieh vor bösem Zauber zu schützen. Und malt danach mit geweihter Kreide Kreuze und die Buchstaben C+M+B+ Jahreszahl über die Haustür. Die Abkürzung von Caspar, Melchior und Balthasar.

Die zwölf Raunächte symbolisieren die 12 Sternzeichen, bzw. auch die zwölf kommenden Monate des neuen Jahres. Sie sind gut dazu geeignet, altes loszulassen, in die Zukunft zu schauen und mit anderen Welten in Kontakt zu treten. Es heißt, dass wir in diesen Nächten auch die Wünsche für das kommende Jahr empfangen. Wir sollten zur Ruhe kommen; auf unser Herz hören, auf unsere Gedanken und darauf, welche Worte in uns Resonanz finden. Und wir sollten auf unsere Träume achten. Es heißt, dass Träume, die man in den einzelnen Nächten hat, im jeweils zugeordneten Monat des neuen Jahres in Erfüllung gehen werden.

Meditation

Von der ersten Raunacht an ziehe dich jeden Abend einen Moment bewusst zurück. Verräuchere Weihrauch und Myrrhe. Bedanke dich bei den Himmlischen für die Unterstützung, die sie dir in diesem Jahr gegeben haben und schaffe Platz für Neues. Trenne dich von allem, was du zurücklassen möchtest und öffne dich für neue, bereichernde Erfahrungen. Schreibe das, was du loslassen möchtest, auf Zettel und verbrenne sie mit etwas Weihrauch. Öffne Dich für das Hier und Jetzt. Lausche dem Flüstern Deines Herzens. Und schreibe jeden Abend auf ein Kärtchen Deine Wünsche oder Gedanken für den jeweiligen Monat des kommenden Jahres auf. Sammle die Kärtchen in einer kleinen Schatztruhe. Vertraue der göttlichen Fügung, die Deine Wünsche und Visionen Wirklichkeit werden lässt. Schließe die Augen und freue Dich auf ein Jahr voller Wunder.

14.6. Lausche dem Duft!

Inhaliere den Weihrauch, vermischt mit Myrrhe oder Ylang-Ylang – oder trage eine Mischung aus den ätherischen Ölen leicht verdünnt auf den Puls, das Herz-Chakra, das Kronen-Chakra und die Fußsohlen auf. Zünde eine Kerze an. Lege Dich hin. Schließe die Augen. Der sanfte Rhythmus Deines Atems öffnet die Pforten zu Deiner Seele. Offenbart Geheimnisse, die kein Wort der Welt preiszugeben vermag.

Lausche dem Duft. Atme. Atme all das ein, was Dir guttut. Halte den Atem kurz an. Atme all das aus, was Du gehen lassen möchtest. Tu das drei Mal. Dann kehre zu Deiner normalen Atmung zurück.

Lausche dem Duft. Öffne all Deine Sinne. Spüre, wie das Blut des Weihrauch-Baumes durch Deine Haut in Deine Zellen fließt. Wie jedes Molekül sich sanft in ihnen ausbreitet und sie in Schwingung bringt. Deine Zellen beginnen zu leuchten wie Gold. Werden durchflutet von strahlend weißem Licht.

Spüre, wie der Duft des heiligen Weihrauchs etwas in Deinen Gedanken verändert. Er küsst Deine Seele. Er öffnet Fenster zu Deinen Träumen.

Atme ein, atme aus. Spüre das Wogen der Weihrauch-Wellen in Deinen Zellen. Schwinge mit. Breite Deine Arme aus wie Flügel und schick Deinem Herzen ein liebevolles Lächeln.

Lausche dem Duft. Schwelge in glücklichen Erinnerungen. Schwebe auf einer samtweichen Wolke im Jetzt. Vernimm das weiße Rauschen in Deinen Zellen. Nimm die göttliche Energie in Dich auf. Erdung. Schutz. Unterstützung. Heil sein.

Lausche dem Duft. Speichere die göttliche Energie des Weihrauchs in Deinen Zellen. Lass sie leuchten leuchten leuchten. Wie ein Stern. Du bist ein Stern. Du bist alle Sterne. Das ganze Universum ist in Dir.

15. Ausklang

von Wolfgang Bauer

Weihrauch und Myrrhe, das göttliche Paar des Wohlgeruchs

Eine Klimaveränderung mit Folgen

Nach einer langen Feuchtphase begann ab dem 6. Jahrtausend vor Christus die Austrocknung Arabiens, was zur Bildung der größten Sandwüste der Welt, der Rub al-Chali („das leere Viertel"), führte und zur Abrichtung und Haltung von Kamelen als Reit- und Transporttier. Die Weihrauchbäume der Gattung Boswellia wie auch die Myrrhenbäume der Gattung Commiphora, beide aus der Familie der Balsambaumgewächse, die karge, kalksteinhaltige Trockengebiete und Temperaturen um 30 Grad für ihr Wachstum benötigen, profitierten von den Klimaveränderungen. Dort wo nichts mehr wächst, in der Halbwüste, auf steinigem Boden in den Bergen, fühlen sich die knorrigen, spärlich belaubten Weihrauchbäume und die mit langen Dornen bewehrten Myrrhenbäume wohl. Bäume, die zur Gewinnung von Weihrauch geeignet sind, finden sich in Südarabien, in Oman, im Jemen, in Äthiopien, in Eritrea und im Sudan.

Über die Weihrauchstraße wurde mit großen Kamelkarawanen der Weihrauch als wertvolles Handelsgut zu den antiken Hochkulturen gebracht. Gut zahlende Abnehmer für die Wohlgerüche Arabiens fanden sich sowohl bei den Sumerern, Babyloniern, Assyrern, Persern, Ägyptern, Hebräern, Phöniziern als auch später bei Griechen und Römern. Weihrauchprodukte für kultische und andere Zwecke waren unentbehrlich geworden, gleichgültig wie hoch die Kosten dafür waren. Überall in der alten Welt brannte der kostbare Weihrauch vor den Altären der Götter. Der Rauch der Räucherstoffe stellte ein Band zwischen dem Diesseits und dem Jenseits dar. Im Tempel zu Jerusalem zum Beispiel wurde morgens und abends Weihrauch vor dem Vorhang zum Allerheiligsten als Opfer dargebracht und einmal im Jahr auch im Allerheiligsten selbst.

Ein Traum mit Folgen

Im alten Ägypten gebührte dem Sonnengott Ra dreimal täglich eine Opferung mit Räucherwaren. Bei Sonnenaufgang wurde echter Weihrauch (Olibanumharz) geopfert, für die Sonne zur Mittagszeit wurde Myrrhe verbrannt und bei Sonnenuntergang entzündete man das geheimnisvolle Kyphi, das unter Verwendung von

Weihrauch und Myrrhe, den Lieblingsräucherdüften der Ägypter, und anderen Inhaltsstoffen unter dem Inkantieren heiliger Texte in einem mehrere Monate dauernden Verfahren hergestellt worden war. Myrrhe und Weihrauch zusammen, als Paar, zu räuchern macht Sinn. „Die Wissenden räucherten Weihrauch und Myrrhe noch zu gleichen Teilen gemeinsam, denn Weihrauch repräsentiert und unterstützt das Männliche und die Myrrhe das Weibliche. Auf diese Weise hilft der Weihrauch, die Materie mit Geist zu durchdringen, während die Myrrhe uns die Geheimnisse der Materie eröffnet", schreibt die Expertin für Räucherkunde Marlies Bader.

Der Tempel des Ammon Ra in Karnak erhielt vom Weihrauchaufkommen mit einem jährlichen Verbrauch von einer halben Tonne den größten Anteil. Kein Wunder, dass immer wieder versucht wurde, einen direkten Zugriff auf das verborgene Wunderland des Weihrauchs zu bekommen. Eine, die aufgrund des stark gestiegenen Bedarfs das den Ägyptern unbekannte Weihrauchland suchen ließ, war Hatschepsut, die ägyptische Königin (1507–1458 v. Chr.). Sie war, ein Novum, als Pharao mit männlichen Insignien inthronisiert worden.

Im 9. Jahr ihrer Regierung wurde sie in einem Traum (möglicherweise ausgelöst von einer im alten Ägypten gebräuchlichen, visionären Räucherung mit psychoaktiven Pflanzen wie Bilsenkraut, Opium und Alraune) von ihrem göttlichen Vater Ammon Ra, dem König der Götter, aufgefordert, in das legendäre Weihrauchwunderland Punt eine Expedition zu schicken, um von dort Weihrauch- und Myrrhenbäume für den eigenen Gebrauch zu beschaffen. Der Gott versicherte, er werde seiner Tochter das ganze Land Punt schenken. Ihre Männer werde er zu Häfen mit großen Vorräten an Weihrauch führen. Sie könnten dort so viel Weihrauch nehmen, wie sie wollten. Ihre Schiffe würden auch mit allen anderen guten Dingen aus diesem Land beladen werden. Um zum Hafen Koptos zu gelangen mussten Hatschepsuts Männer die glühende Wüste durchqueren. 5 Schiffe trugen sie als Bausätze mit sich.

Als die Schiffe 6 Monate später nach Karnak zurückkamen, führten sie zur Freude der Königin, die beim Entladen dabei war, tatsächlich die gewünschten Kostbarkeiten an Bord mit. Neben Weihrauch- und Myrrenharz und 30 jungen, frisch ausgegrabenen Myrrhenbäumen (noch mit Erdballen um die Wurzeln) waren Heilkräuter, Gewürze, Elefantenzähne, Amphoren mit Goldstaub, schwarze Augenschminke, Panterfelle, ein Kampferbaum, Paviane, Meerkatzen, Windhunde, ein Leopard und eine Giraffe mitgebracht worden. Farbige Bilder und ein Bericht in Hieroglyphen im Totentempel der Königin in Deir-el-Bahari, gegenüber der

Stadt Luxor gelegen, erzählen von der kühnen Fahrt. Stolz verkündigt eine der Inschriften, dass niemals seit der Erschaffung der Welt dergleichen Güter einem König überbracht worden seien. Nehesi, ihren Schatzmeister und Anführer der Expedition, ließ Hatschepsut als ganz besondere Ehre in Stein verewigen.

Die Myrrhenbäume wurden sorgfältig zu Ehren ihres göttlichen Vaters Ammon Re auf der Terrasse vor ihrem Totentempel eingepflanzt. Aber alle Mühe war vergeblich. Die in ihrer Heimat wildwachsenden Bäume vertrugen das Klima und die Bodenbeschaffenheit nicht und gingen ein. Vor Hatschepsut hatte bereits Pharao Sahure (2496–2483 vor Christi) aus Punt Myrrhenbäume holen lassen. Obwohl sich der Pharao, wie ein Bild zeigt, selbst um die Pflege der Bäume kümmerte, war auch sein Versuch fehlgeschlagen. Dagegen konnte der Balsamstrauch (Commiphora opobalsamum) in Ägypten und in Palästina heimisch gemacht werden. Die palästinischen Balsamgärten gehörten als Lieferanten des arabischen Balsams zu den großen Attraktionen des Vorderen Orients.

Ins Blickfeld geriet Punt erneut erst wieder im 1. Jahrhundert vor Christi. Pharao Ptolemäus XII. (115–51 v. Chr.), in der Nachfolge Alexander des Großen, errichtete in der Stadt Athribis einen majestätischen Tempel. Im Inneren fanden die seit 2003 tätigen Ausgräber neben dem Allerheiligsten eine Kammer mit eindrucksvollen Reliefs mit hieroglyphischen Kommentaren, ein in Stein gehauenes Botanikbuch. Informiert wird über die Farbigkeit, die Konsistenz, die Qualität und die Größe der verschiedenen Weihrauch- und Myrrhenarten, ihre fremdländischen Namen und über Rezepte für die Zubereitung von Räuchermischungen. Außerdem werden die dargestellten Aromastoffe mit der ägyptischen Mythologie und ihren Göttern in Verbindung gebracht. Der Pharao wollte mit der Errichtung dieses Tempels an die staatstragende Verpflichtung seiner Vorgänger als Beschaffer des Weihrauchs für die Götter anknüpfen und ein Zeichen setzen, dass die ununterbrochene Zufuhr der „Nahrung für die Götter" aus Punt auch in seiner Regentschaft, der Regentschaft eines Fremdherrschers, gesichert war. Forscher nehmen an, dass das sagenhafte Punt im heutigen Eritrea zu suchen ist. Möglicherweise bezeichnete das Wort „Punt" für Ptolemäus einfach alle Gebiete, aus denen die Ägypter mittlerweile Aromaharze herbekamen. Der Pharao besaß das Monopol für den Handel mit den Aromata.

Seine Tochter Cleopatra (69–30 v. Chr.) baute während ihrer Regentschaft den Handel mit Räucherstoffen stetig weiter aus. Ihr Expertenwissen soll sogar in einer Schrift über Duft- und Räucherstoffe seinen Niederschlag gefunden haben.

Durch ihre Liebschaft mit dem römischen Feldherrn Marcus Antonius (83–30 v. Chr.) erhielt Cleopatra, die letzte Königin Ägyptens, zusätzlich die bedeutenden Einnahmen über die palästinischen Balsamgärten als Geschenk. Beim ersten Treffen mit dem Feldherrn im Jahre 41 vor Christi in Tarsus ließ die Königin die purpurnen Segel ihrer mit silbernen Rudern bestückten Barke in kostbare Parfüms tauchen. Ihr goldener Baldachin, unter dem sie lag, war umstellt von Gefäßen mit brennendem Weihrauch. An den Ufern des Flusses Cydnus, der zu damaliger Zeit mitten durch die Stadt floss, waren Schüsseln aufgestellt, aus denen Weihrauch und Kyphi mit eindringlichen Düften die Luft schwängerten. Cleopatra, verführerisch gekleidet und prachtvoll geschmückt, präsentierte sich den Augen von Marcus Antonius mit ihrem Hofstaat aus Lustknaben und Nymphchen als fleischgewordene Liebesgöttin Isis-Aphrodite.

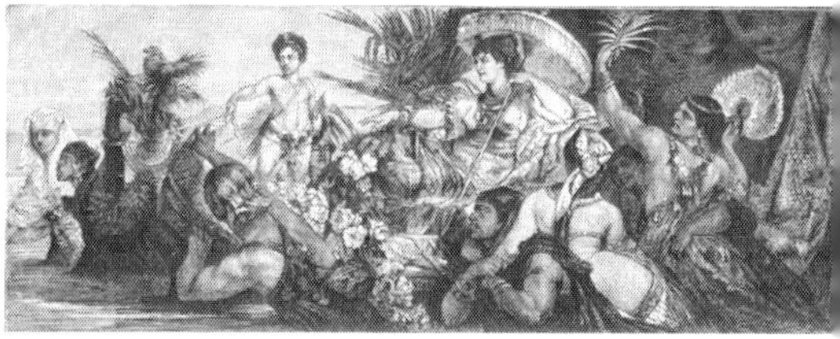

Cleopatra in ihrer weihrauchgeschwängerten Barke auf dem Fluss Cydnus. Gemälde von Hans Makart aus dem Jahre 1878.
Aus: Georg Ebers: Egypt, Descriptive, Historical and Picturesque. New York 1878, Band 1, S. 20

Kyphi, der göttliche Wohlgeruch

Die von den Griechen Kyphi genannte ägyptische Räucherstoffmischung, die in der Antike wegen ihres den Göttern wohlgefälligen Geruchs eine überaus gefragte Handelsware darstellte und auch als Heilmittel diente, wurde 2008 von der dänischen Ägyptologin Lise Manniche in Zusammenarbeit mit dem französischen Biochemiker Vincent Letertre nach alten Überlieferungen aus 16 Zutaten im Labor rekonstruiert. Neben Stoffen wie Wacholder, Mandeln, Zimt und Honig wurden zum Schluss noch die Harze Myrrhe, Weihrauch und Mastix in den Mörser gegeben. Im Hitzetest entfaltete sich aufgrund des hohen Anteils an ätherischen Ölen ein schwerer, für moderne Nasen erstmal mehr als gewöhnungsbedürftiger Geruch mit einem sehr intensiven Aroma. Es stieg den beiden Forschern schnell zu Kopf und löste einen leichten Schwindel aus. Ein, um den Unsterblichen nahe zu sein, sicher willkommener Effekt. Der griechische Schriftsteller Plutarch (45–127 n. Chr.) schrieb in seiner Schrift „Über Isis und Osiris" im 80. Kapitel über die Wirkung des Kyphi: „Wegen ihres angenehmen, erfrischenden Dampfes wird nicht allein die Luft verändert, der durch sie erschütterte Körper wird auch zum Genusse des Schlafs geschickt gemacht. Die Sorgen, welche den Tag über bedrücken, werden zerstreut, ja auch die Einbildungskraft wird gleich einem Spiegel geglättet."

Unstillbarer Hunger nach den göttlichen Wohlgerüchen

Besonders summierte sich der Weihrauchverbrauch in Rom. Zum einen benötigten die Götter den Duft des Weihrauchs als Nahrung, zum anderen wurde Weihrauch vor den Standbildern vergöttlichter Personen wie den Cäsaren geopfert wie auch bei Triumphzügen und bei Beerdigungen von Personen der Oberschicht. Die Weihrauchopferung bei Begräbnissen hatte auch den Sinn, böse Geister zu vertreiben. Weihrauch wurde außerdem im Kolosseum verbrannt, um den Gestank der Tierkadaver zu überdecken. Daneben opferten die Römer reichlich Weihrauch als Opfergabe für ihre Hausgötter und sie benutzten Weihrauch als Mittel, um Wohnung und Einrichtungsgegenstände verschwenderisch zu parfümieren. Längst auch waren die balsamisch duftenden Aromata aus Arabien geschätzte Bestandteile bei der Anfertigung von Kosmetika geworden. Auch für Hautpflegeprodukte benötigte man die adstringent wirkenden Harze. Im Lehrgedicht über die Gesichtspflege (Vers 85–98), verfasst von dem römischen Schriftsteller Publius Ovidius Naso (43 vor bis 17 nach Christus), stellen Weihrauch und Myrrhe wichtige Bestandteile für eine Creme gegen erschlaffte Haut dar:

Mag auch der Weihrauch die Götter und zornigen Mächte besänftigen.
Wirf in die Glut des Altars doch nicht alles hinein.
Mischest du also mit Weihrauch Geschwülste vertreibendes Natron,
sorge, dass jedes davon wiege ein Drittel vom Pfund.
Füge ein Viertel so viel an sauber entrindetem Baumharz
samt einem mäßigen Stück fetter Myrrhe hinzu.
Diese verreibe und lasse es danach durchs Haarsieb passieren,
knetbar jedoch wird es erst, träufelst du Honig hinein.
Weiter empfiehlt es sich, Fenchel mit duftender Myrrhe zu mischen
(nimm vom ersteren fünf Skrupeln, von letzterer neun)
und mit getrockneten Rosen (so viel in die Hand geht)
männlichen Weihrauch und Salz aus dem ammonischen Sand[4]
endlich gieße den schleimigen Absud von Gerste darüber-
Weihrauch, Rosen und Salz, jedes sei gleich an Gewicht.
Schmierst du dir damit, und wär's auch nur kurz das zarte Gesichtchen,
haftet und bleibt auf dem Teint kräftig Rot dir zurück.

4 Salz aus der Oase Siwa, in der sich der Orakel-Tempel des Gottes Ammon befand

Der römische Präfekt von Ägypten, Aelius Gallus, unternahm 6 Jahre nach dem Tod von Cleopatra, im Jahr 24 v. Chr., auf Weisung von Kaiser Augustus einen Feldzug ins südliche Arabien. Er sollte das Weihrauchland samt seiner kostbaren Produkte für Rom auffinden und dienstbar machen. Nach Monaten eines zermürbenden Marsches durch die Wüste, der Arabia Deserta, vermochten die durch Hunger, Mühsal und Krankheit erschöpften und von einem verschlagenen arabischen Führer mehrfach absichtlich in die Irre geführten Truppen nicht mehr Marib, die mit Mauern befestigte Hauptstadt des Königreichs von Saba, einzunehmen. Nach nur sechs Tagen musste Aelius Gallus die Belagerung abbrechen und den schmählichen Rückzug antreten. Der Geschichtsschreiber Cassius Dio schrieb, die Truppenreste seien von den Arabern aus dem Land getrieben worden. Auch später konnte Rom das sagenumwobene Arabia Felix nicht in Besitz nehmen. Der Standort der Weihrauch- und Myrrhenbäume blieb bis ins 19. Jahrhundert ein von ihren Besitzern weiterhin gut gehütetes Geheimnis.

Märchenhafte Metamorphosen

Auch auf den Altären der griechischen Liebesgöttin Aphrodite brannte Tag und Nacht Weihrauch. Ihr wird nachgesagt, sie habe den Gebrauch von orientalischem Räucherwerk in Griechenland eingeführt. Zur Myrrhe besaß die Göttin den mythologischen Dichtungen der Griechen zufolge eine ganz besondere Verbindung. Kenchreis, die Frau des Königs Kinyras von Assyrien, rühmte sich, dass ihre Tochter Myrrha schöner sei als die Göttin Aphrodite. Zur Strafe ließ die Göttin die Tochter sich in ihren Vater verlieben. Der Dichter Karl Philipp Moritz erzählt die Geschichte in seiner 1795 gedruckten „Götterlehre“: „Mit dem Vater pflog sie, ihm selber unbewusst, eine Zeitlang blutschänderische Liebe, bis einst zufällig die grässliche Scene erleuchtet wurde, und der Vater unter tausend Verwünschungen und Flüchen, mit dem tötenden Eisen seine Tochter verfolgte, die bis nach Arabien floh, wo sie ihr Vergehen bereuend, so lange Tränen weinte, bis sie zuletzt (von Aphrodite) in eine Myrrhe verwandelt, das Bewusstsein von ihrer Tat verlor.“ Diese Mythe beschreibt bildhaft das Geschehen an der Pflanze: Nach Einschnitten in die Zweige des Myrrhenbaumes tritt ein gelber, milchiger Saft aus, der in Tränenform zu Harz abtrocknet und dann abgesammelt werden kann.

Über die Entstehung des Weihrauchbaumes erzählt Moritz: „Leukothoe, die Tochter des Perserkönigs Orchamus, pflog mit dem Apollo einer verstohlenen Liebe. Klytie, eine andere Geliebte des Apolls, hierüber eifersüchtig, verriet dem strengen Orchamus das Liebesverhältnis seiner Tochter. Dieser vergrub sie lebendig in die Erde, und Apollo, der sie nicht retten konnte, ließ zum bleibenden Andenken ihrer Zärtlichkeit und ihres Schicksals, die Weihrauchstaude aus ihrem Grabe emporwachsen."

Eindringliche Düfte und magische Wässer

Myrrhenharz wurde traditionell auch als ein das Bewusstsein und das Empfinden minderndes Analgetikum (Betäubungsmittel) verwendet. Bei den Römern wurde den zum Tod am Kreuz Verurteilten ein Becher Wein mit Myrrhe darin dargereicht. Auch Jesus bot man vor seiner Kreuzigung diesen Trank an. Nach jüngsten Erkenntnissen enthält die Myrrhe zwei Substanzen aus der Gruppe der Sesquiterpene, die ähnlich wie Opiate wirken.

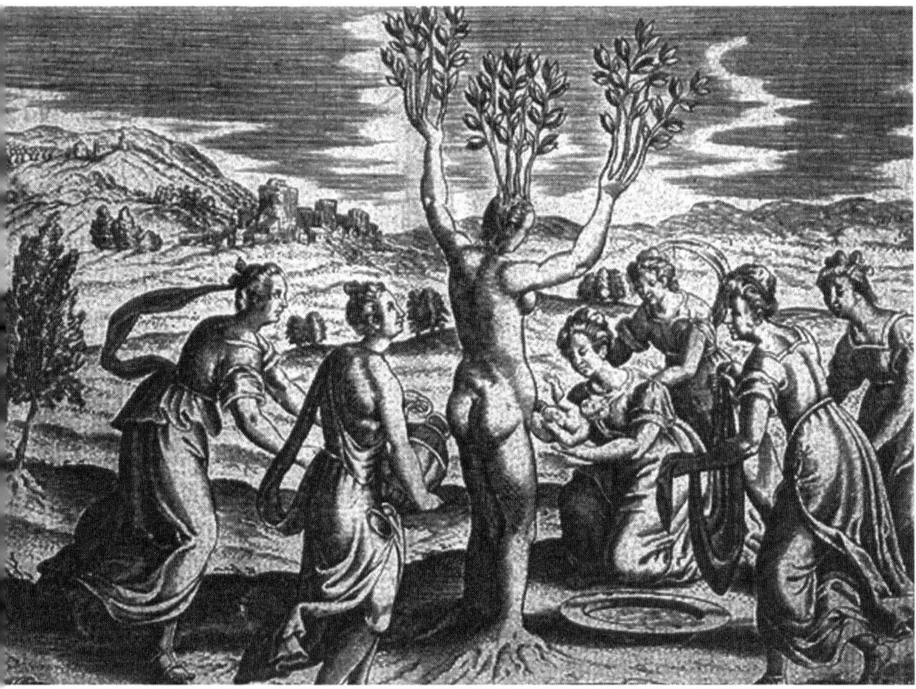

Myrrha gebärt den Adonis, den Sohn der Liebesgöttin Aphrodite. Gravur von Michel Faulte aus dem 17. Jahrhundert

Die heilkundige Äbtissin Hildegard von Bingen (1098–1179) nennt in ihrer Heilmittelschrift, der „Physica", Myrrhe als probates Mittel gegen eine allzu heftige und quälende sexuelle Begierde. Schon allein der Geruch der Myrrhe vertreibe aufkommende Lust. Den Menschen, die bereits „vor Begierde brennen", empfiehlt sie, Brust und Bauch mit Myrrhe zu bestreichen. „Sie vertreibt von ihm das Überfließen der Begierde." Ein Stück Myrrhe, so Hildegard, nutzt, wenn man es dicht am Leib trägt, auch gegen Trugbilder und teuflische Anfechtungen.

Von der Räucherung des erdhaft-bitter riechenden Harzes der Myrrhe in Verbindung mit dem stark nach Schwefel und Knoblauch stinkenden Balsam des Teufelsdrecks (Asa foetida) versprach sich die Volksmedizin eine starke und bannende Einwirkung auf die ins Innere der Menschen geschlüpften Krankheitsdämonen. Denn, so der Glaube, der Rauch dringe durch Mund und Nase in die entlegensten Eingeweide. In dem bis ins vorige Jahrhundert noch gebräuchlichen Teufelsdreckwasser gegen Hysterie (Aqua foetida antihysterica), zu dessen Ingredienzen auch Myrrhe gehörte, benutzte man ein Mittel, das an alte magische Vorstellungen bei der Behandlung von psychisch Erkrankten anknüpft. Eine Myrrhenräucherung wird seit alters her als ein gutes Mittel gesehen, um einen ruhigen und gesunden Schlaf herbeizuführen.

Der Magier, Universalgelehrte und Arzt Agrippa von Nettesheim (1486–1535) greift in seinem 1510 erschienenen Werk, der „De Occulta Philosophia" (deutsch: „Magische Werke"), Räucherungspraktiken bei den Ägyptern und Griechen auf. Er beschreibt genau die Zutaten für Räucherungen, um Wahrsagungen und Prophezeiungen zu erhalten. Mit diesen „Geisterkräutern" können, um sie dann zu befragen, höhere Geister zum Erscheinen gebracht werden. Er informiert aber auch über Räucherungen, mit denen man „böse Geister und schädliche Gespenster" vertreiben kann. Weihrauch und Myrre empfiehlt er bei Räucherungen für die Planeten. Bei der Räucherung für den Saturn z. B. wird der Myrrhe Samen des schwarzen Mohns, Bilsenkrautsamen, Alraunwurzeln und Magnetstein zugegeben, Das Ganze wird mit Fledermausblut vermischt und dann über der glühenden Kohle verräuchert. Bei dieser außerordentlich starken psychoaktiven Mischung wird der Beschwörer nicht lange auf den Planetengeist gewartet haben!

Zu allen Zeiten versetzten sich Menschen mit dem Rauch spezieller Harze, Hölzer, Blätter (Nadeln) und Blüten in veränderte Bewusstseinszustände. Solches Räucherwerk enthielt Teile von psychoaktiv wirksamen Pflanzen wie Eibe, Bilsenkraut, Hanf, Alraune, Opium, Tollkirsche, Schierling, Stechapfel und Nachtschatten. Der Dichter Wilhelm Hauff lässt in seinem 1826 veröffentlichten Märchen „Zwerg

Nase" den Schustersohn Jakob „sehr Sonderbares" träumen, nachdem er bei einer hexenhaft wirkenden Frau eine Kräutersuppe gegessen und arabischen Weihrauch eingeatmet hat.

Segensreiche Räucherungen

Im Volksglauben der in Nordafrika lebenden Berber, Mauren und Araber gibt es die Dschinn, unsichtbare Geister, die Menschen Schaden zufügen können. Schon das Abbrennen von Kerzen hilft, die Dschinn zu verscheuchen, denn Licht erschreckt sie. Eine rituelle Räucherung im Holzkohlebecken mit Substanzen, die Baraka (Segenskraft) besitzen, soll sie aber besonders wirkungsvoll verscheuchen. Für die Räucherung benötigt werden Harmelsamen (Peganum harmala), Raute (Ruta montana), Rosmarin (Rosmarinus officinales), Koriandersamen, Adlerholz (Ud qmari, auch Khmerholz oder Aloeholz genannt), Mastixbaumwurzelrinde, Safran, das Harz des weißen (jawi mekkawi) oder schwarzen Styraxbaums (jawi suddani), Salaban (das Harz des echten Weihrauchs) und Alaun (eine Schwefelverbindung aus Aluminium und Pottasche). Alles Ingredienzen, die man heute noch in den Souks zwischen Ägypten und Marokko bei den Kräuter-, Weihrauch- und Gewürzhändlern erwerben kann. Die Räucherungen sind von ausgeklügelter Natur: „Meist besteht das Räucherwerk aus einer Verbindung von drei verschiedenen Substanzen. Jede Substanz soll einen bestimmten Bereich abdecken: eine vertreibt den Dschinn, die zweite füllt das Vakuum, die dritte schließt schützend den Raum ab und verhindert so das neuerliche Eindringen von negativen Kräften.", so der Islamwissenschaftler Kornelius Hentschel.

Ist in Marokko jemand durch die Einwirkung der Dschinn krank geworden, ruft man die Gnawas, ehemals schwarze Sklaven der Araber, die nach Sonnenuntergang ins Haus kommen und mit Trommeln, eisernen Kastagnetten und der dreisaitigen Gembri, einer Basslaute, verschiedenartigem Weihrauch, unterschiedlich farbiger Bekleidung, Opferungen an die Geister, Anrufungen der Heiligen und stundenlangen Gesängen und Tänzen ein komplexes tranceinduzierendes Ritual aufführen, um den bzw. die Dschinn aus der kranken Person auszutreiben und Seele und Geist wieder in Balance zu bringen. Die Gnawas sind berühmt für ihre Heilungszeremonien. Sie werden zumeist von Frauen bei seelischen Problemen konsultiert.

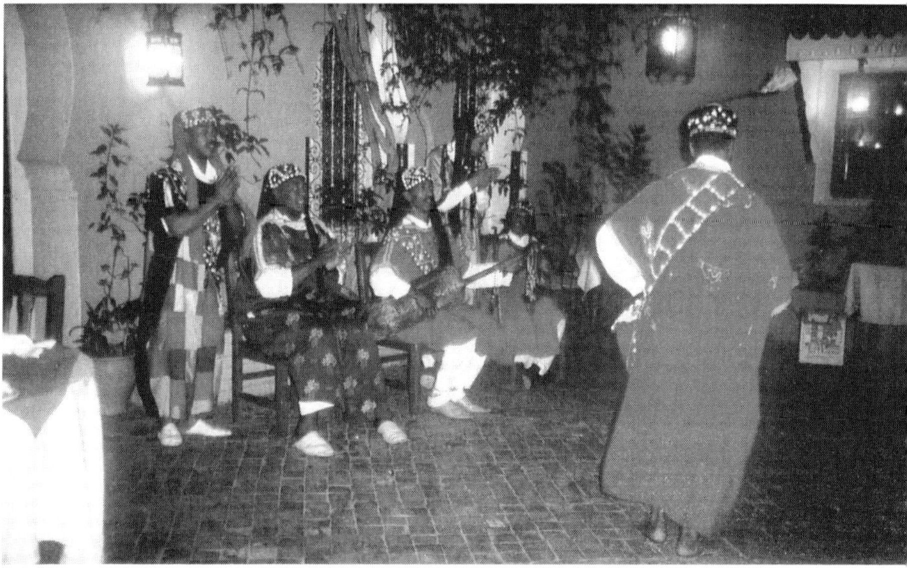

Die Bruderschaft der Gnawa benutzt bei ihren Heiltrancen gezielt verschiedene Weihraucherprodukte *(Archiv: W. Bauer)*

Mein Gebet möge vor dir gelten als ein Räucheropfer

Um sich vom Gebrauch von Weihrauch der heidnischen Römer als Opfermittel bei ihrem Götter- und Kaiserkult abzusetzen, lehnte das Frühchristentum den Gebrauch von Weihrauch zunächst ab. Mit der konstantinischen Wende im 4. Jahrhundert allerdings gingen den Bischöfen, mittlerweile mit dem Status als römische Beamte versehen, bereits wieder Leuchter- und Rauchfassträger im Sinne einer Ehrenbezeugung voraus. Seit dem 9. Jahrhundert wird Weihrauch im christlichen Gottesdienst in vielfacher Weise verwendet, bei Andachten, Prozessionen, bei speziellen Segnungen und bei Beerdigungen. Bei festlichen Gottesdiensten werden auch der Altar, das Gebetskreuz, die eucharistischen Gaben, das Taufwasser, die Osterkerze, die Weihnachtskrippe und das Evangeliar inzensiert, auch der Priester und die Gläubigen erhalten ihren Anteil vom heiligen Rauch. Dies geschieht durch zwei Messdiener. Der eine, der Thuriferar, der Rauchfassträger, nimmt das Rauchfass in Brusthöhe und schwing es von der Brust weg in die Richtung derer, die im Altarraum und im Kirchenschiff beweihräuchert werden sollen. Der andere, der Navikular, hält Weihrauch im Weihrauchschiffchen bereit, um dem Priester die Möglichkeit zu geben, weitere Stücke in die glühende Kohle im Fass nachzulegen.

Symbolisch steht in den christlichen Kirchen das Verbrennen von Weihrauch für Reinigung, Verehrung und für das in den Himmel aufsteigende Gebet. Mehr noch: Der abbrennende Weihrauch stellt ein Zeichen für die Gegenwart Gottes und das Wehen des Heiligen Geistes dar.
Martin Luther empfand Weihrauch als liturgisches Element unnötig. Dennoch hielt sich das Weihrauchschwenken in einzelnen evangelischen Gemeinden bis ins 19. Jahrhundert. Seit neuerem experimentieren evangelische Gemeinden unter Bezug auf Psalm 141,2 („Mein Gebet möge vor dir gelten als ein Räucheropfer") wieder mit dem Einsatz von Weihrauch. Nicht nur Auge und Ohr sollen am Geschehen im Gottesdienst beteiligt werden, sondern auch die Nase.

Liebe Leserin, lieber Leser,
lassen Sie sich von Vera Wagner und Mika Radan, den kundigen Dienern des heiligen Weihrauchs, in das Weihrauchwunderland entführen: Möge dieses wunderbare Weihrauchbuch mit seinen Rezepturen und den darin beschriebenen himmlisch-heilsamen Düften, Tropfen, Salben, Ölen, Pulvern, Tinkturen, Extrakten und Räucherungen Ihren Körper, Ihren Geist und Ihre Seele mit Wohlergehen, Freude, Gesundheit und einem langen Leben versehen!

Wolfgang Bauer, Psychotherapeut und Mythenforscher

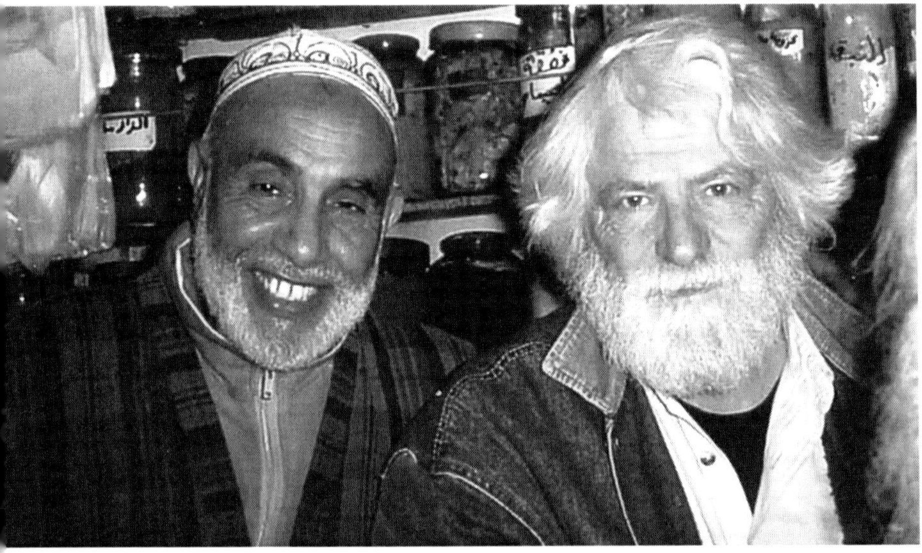

Wolfgang Bauer mit einem Weihrauch- und Kräuterhändler aus dem Souk der marokkanischen Hafenstadt Essaouira *(Archiv W. Bauer)*

Epilog

Wenige Tage, nachdem ich das Manuskript fertiggestellt hatte, lag ein Buch im Briefkasten: „Weihrauch – Anwendung in der westlichen Medizin. Historische Anwendung und neue naturwissenschaftliche Erkenntnisse". Das Vermächtnis von Professor Ammon, dem Pionier der wissenschaftlichen Erforschung des Weihrauchs. Eine Zusammenfassung der weltweiten Studienergebnisse, ergänzt durch ärztliche Erfahrungsberichte von Dr. Rainer Etzel, der sich seit 1985 als Arzt und Wissenschaftler mit der Heilpflanze boswellia serrata befasst. Von dem Allgemeinmediziner, Naturheil- und Ayurveda-Arzt Dr. Ernst Schrott aus Regensburg, der in seiner Praxis ebenfalls seit Jahren Weihrauch als Heilmittel einsetzt. Und von Dr. Henning Gerhardt, dem Leiter der Colitis-Crohn-Ambulanz am Universitätsklinikum Mannheim; er hatte meiner Freundin Conny vor 10 Jahren empfohlen, wegen ihrer MS Weihrauch zu einzunehmen.

Viele wissenschaftlichen Untersuchungen, die Prof. Ammon in seinem Buch aufführt, waren mir bekannt. Die folgende war neu für mich : Beim Mammakarzinom zeigten in-vitro-Versuche, dass ein alkoholischer Extrakt aus Blättern von Boswellia ovalifoliolata zytotoxisch (*zellzerstörend*) und apoptotisch (*den Zelltod hervorrufend*) wirken. Ein alkoholischer Extrakt aus dem Harz von Boswellia thurifera erwies sich in vitro als zytotoxisch bei menschlichen Brustkarzinomzellen. Als ich das las, bekam ich Gänsehaut. Hatte Mika die richtige Intuition gehabt, als er vor 27 Jahren seiner an Brustkrebs erkrankten Schwester empfahl, Weihrauch einzunehmen? Der Gedanke lässt mich nicht mehr los. Und am frühen Morgen des 2. Februar hatte ich einen intensiven Traum. Genau einen Tag, nachdem ein spektakuläres Himmelsereignis die Menschen weltweit in seinen Bann gezogen hatte: Supermond – „Blue Moon" und eine Mondfinsternis in einer Nacht.

Im Traum feiern wir den Geburtstag von Mikas Schwester. Marina, von der Krebserkrankung gezeichnet, sitzt in eine Decke gehüllt auf der Couch. Wir unterhalten uns, versuchen, fröhlich zu sein und müssen doch alle immer wieder weinen, weil wir wissen, dass Marina bald gehen wird. Nur Mika ist still und in sich gekehrt. Kein Lachen, keine Tränen. In Ohnmacht erstarrt. Irgendwann kommt ein junger Mann zu mir und fragt: „Die drei Geschenke, sind sie von Dir?" Vor meinem Auge erscheinen drei Sterne am Firmament. Ich nicke. „Ja, Weihrauch, Myrrhe und Gold". „Das ist ein wundervolles Geschenk", sagt er und lächelt.

Dank

Mein Dank gilt allen, die mich beim *Projekt Boswellia* begleitet und unterstützt haben: Olivera, die mich ermutigt hat, dieses Buch zu schreiben. Prof. Ammon, der mir viele wertvolle Informationen zukommen ließ und die wissenschaftlichen Kapitel dieses Buches gegengelesen hat. Apotheker Ertelt, der das ihn betreffende Kapitel überprüft und ergänzt hat. Dr. Zilly, Internist, Alternativmediziner und Querdenker, der mich auf meinem Weg zu Heilung und Erkenntnis begleitet und ebenfalls einen Beitrag zu diesem Buch geleistet hat. Branko, der als Kreativer und Naturwissenschaftler immer wieder unkonventionelle Denkanstöße gibt. Ute und Conny, die uns dabei unterstützen, die Botschaft vom wunderbaren Weihrauch in die Welt zu tragen. Stefanie, für die Weihrauch und Liebe untrennbar miteinander verbunden sind. Maria, die mir mit ihrem Buch „Duftmedizin" das Tor zur wundervollen Welt der Aromatherapie geöffnet hat. Und Mika, der mich in seinen Weihrauch-Meditationen in mystische Welten entführt und mit seinen balsamischen Duftkreationen betört.

Möge das Feuer der Begeisterung für den heiligen Weihrauch niemals erlöschen. Möge sein Rauch zum Himmel aufsteigen wie der sagenhafte Phönix, der sich aus seiner Asche erhebt, um die in Myrrhe und Weihrauch gehüllten sterblichen Überreste seines Vaters nach Ägypten zu bringen und im Tempel des Sonnengottes zu bestatten.

Segnung

Jede Leserin und jeder Leser sei auf allen Ebenen gesegnet. Ich umarme Dich mit meinem Herzen in all meiner Liebe.

Vera Wagner

Quellen

Die wichtigsten klinischen Studien über Weihrauch sind aufgelistet auf der Webseite von Prof. H.T.P. Ammon, dem Pionier der Weihrauchforschung (**http://www.boswellia.org**)

(1) Mehrere Studien und Hunderte von Einzelbeobachtungen konnten inzwischen eine Verbesserung (keine Heilung) der Situation bei einschlägigen Patienten zeigen.

http://www.boswellia.org/blog/klinische-studien/chronisch-entzundliche-darmer-krankungen/

(2) **http://www.boswellia.org/blog/klinische-studien/rheumatoide-erkrankungen/**

(3) 1. Kimmatkar N, Thawani V, Hingorani L, Khiyani R. Efficacy and tolerability of Boswellia serrata extract in treatment of osteoarthritis of knee – a randomized double blind placebo controlled trial. Phytomedicine. 2003 Jan;10(1):3–7.

(4) *Togni S, Maramaldi g, Di Pierro F, Biondi M*
A cosmeceutical formulation based on boswellic acids for the treatment of erythematous eczema and psoriasis.
Clin Cosmet Investig Dermatol. 2014;7(0):321–7.

(5) Ferrara T, De Vincentiis g . Functional study on Boswellia phytosome as complementary intervention in ***asthmatic patients****.*
Eur Rev Med Pharmacol Sci. 2015 Oct;19(19):3757–62.
Und Gupta I, Gupta V, Parihar A, Gupta S, Ludtke R, Safayhi H, et al. Effects of boswellia serrata gum resin in patients with ***bronchial asthma****: Results of a double-blind, placebo-controlled, 6-week clinical study. Eur J Med Res. 1998;3:511–4.*

(6) „Hilft Weihrauch bei früher Multipler Sklerose?" Pressemitteilung des Universitätsklinikums Schleswig-Holstein vom 27.12.2017 https://www.uksh.de/Presse/Pressemitteilungen/2017/Hilft+Weihrauch+bei+früher++Multipler+Sklerose_-p-62549.html

(7) Frankincense oil derived from Boswellia carteri induces tumor cell specific cytotoxicity. Published online 2009 March 18. BMC Complement Alternative Medicine. 2009; 9: 6.

(8) Yazdanpanahi N, Behbahani M, Yektaeian A: Effect of boswellia thurifera gum methanol extract on cytotoxiticity and p53 gene expression in human breast cancer cell line. Pharm Res 13,(2014) p. 719–724

(9) Mit Weihrauch Krebs heilen? 15 Februar 2010 http://www.kath.net/news/25599

*(10) Long-term efficacy of Boswellia serrata in four patients with chronic cluster headache. Cephalalgia. 2012 Jul;32(9):719–22.
PMID: 22767962 [PubMed – indexed for MEDLINE]*

(11) Sedighi B, Pardachty A, Kamali H, Shafiee K, Hasani BN. Wirkung von Boswellia papyrifera auf kognitive Beeinträchtigung bei Multipler Sklerose. Iranian Journal of Neurology 2014; 13 (3): 149–53.

(12) „Avicennas Lehren. Stärkung durch Weihrauch"ZDF 28.03.2004 / https://www.zdf.de/dokumentation/terra-x/avicennas-lehren-100.html)

(13) Arieh Moussaieff, Neta Rimmermann, Tatiana Bregman et a. 2008. Incensole Acetate, an Incense Component, elicits psychoyctivity by activating TRPV, Channels in the Brain. FASEB Journal 22. 3024–3034.

*(14) Hoffnung für Demenz-Kranke aus der Naturheilkunde. 6.12.2012
http://www.heilpraxisnet.de/naturheilpraxis/naturheilkunde-bei-demenz-90081.php
„Alte Heilmittel wirken bei Verwirrtheit. Der Mediziner Dr. Johannes Wilkens behandelt demente Patienten mit „Aurum compositum"." Frankenpost, 25.11.2011*

(15) Boswellia serrata acts on cerebral edema in patients irradiated for brain tumors: a prospective, randomized, placebo-controlled, double-blind pilot trial. Cancer. 2011 Aug;117(16):3788–95. PMID: 21287538 (PubMed)

(16) Ammon, Hermann P.T. (Hrsg.). Weihrauch – Anwendung in der westlichen Medizin. Historische Anwendung und neue naturwissenschaftliche Erkenntnisse. Springer. S. 2–83

(17) Schrott, Ernst Dr. med. Weihrauch. Sanfte, natürliche und wirksame Hilfe bei Rheuma, Allergie, Hauterkrankungen und Darmentzündungen. AURUM Seite 90–93

(18) A cosmeceutical formulation based on boswellic acids for the treatment of erythematous eczema and psoriasis.
Togni S, Maramaldi g, Di Pierro F, Biondi M. Clin Cosmet Investig Dermatol. 2014;7(0):321–7. PMID: 25419153

Literatur

*Ammon, Hermann P.T. (Hrsg.):*Weihrauch – Anwendung in der westlichen Medizin. Historische Anwendung und neue naturwissenschaftliche Erkenntnisse. **Springer**

von Bingen, Hildegard: Rezepte aus der Klosterapotheke. Bewährtes Heilwissen für Gesundheit und Wohlbefinden. **Naumann & Göbel Verlagsgesellschaft**

Conradi, Dr. Jörg: Wunderwurzel Kurkuma. Heilen und Genießen mit der magischen Knolle aus Indien. **Kopp Verlag**

Cunningham, Scott: Das große Buch von Weihrauch, Aromaölen und magischen Rezepturen. **Kopp Verlag**

Fiebig, Hartmut: Weihrauchland. Auf alten Handelswegen von Muskat nach Mokka. **Terra magica**

Henze, Uschi; Aufsatz, Stefanie: Nektar der Götter. Heilige Öle der Pharaonen und Horus-Bewusstsein. **tao.de in J. Kamphausen Mediengruppe, Bielefeld**

Opitz-Kreher, Karin und Huber, Johannes: Bibelöle. Die kraftvollen Öle aus der Heiligen Schrift. **Schirner Verlag**

Rätsch, Christian: Weihrauch und Copal. Räucherharze und -hölzer. Ethnobotanik, Rituale und Rezepturen. **AT Verlag Baden und München**

Rätsch, Christian und Claudia Müller-Ebeling: Lexikon der Liebesmittel: Pflanzliche, mineralische, tierische und synthetische Aphrodisiaka. **AT Verlag**

Reichert, Klaus (Übers.): Das Hohelied Salomos. **dtv**

Schasteen, Maria L.: Duftmedizin: Ätherische Öle und ihre therapeutische Anwendung. **Crotona**

Schrott, Ernst Dr. med.: Weihrauch. Sanfte, natürliche und wirksame Hilfe bei Rheuma, Allergie, Hauterkrankungen und Darmentzündungen. **AURUM**

Vitt, Martin: Gold als Medizin. Von der Goldkur der Hildegard von Bingen bis zur Goldsole in der Naturheilkunde. **Neue Erde**

Zohary, Michael: Pflanzen der Bibel. **Calwer Verlag Stuttgart**

Böhling, Dr. Niels: Weihrauch – eine himmlische Gabe. **Natur & Heilen 12/2015**

Gensthaler, Gerhard: Weihrauch – mit Gold aufgewogen. **PTA-Forum** online-Ausgabe 1/2014. https://ptaforum.pharmazeutische-zeitung.de/index.php?id=4191

Ohland, Volker: Aromatherapie. **AKOM** – Angewandte Komplementärmedizin 08/2017.

Ohloff, Günther: Irdische Düfte. Himmlische Lust. Eine Kulturgeschichte der Duftstoffe. **Insel verlag Frankfurt und Leipzig**

Rippe, Olaf: Gold, Weihrauch und Myrrhe.
http://www.natura-naturans.de/artikel/pdf/gold_weihrauch_und_myrrhe.pdf

Weihrauch – ein natürliches Heilmittel bei chronischen Entzündungen
https://nwzg.de/weihrauch-natuerliches-heilmittel/

Winkler, Sandra: Der flüssige Schatz des Sultans von Oman. Welt N24 4.1.2008.

Die Krebs heilende Kraft des ätherischen Weihrauch-Öls. Natural News. naturallynicole.com 12. in epoch times. Mai 2016 http://www.epochtimes.de/gesundheit/die-krebs-heilende-kraft-des-aetherischen-weihrauch-oels-a1312617.html

Weihrauch für den Pharao. Aufbruch nach Punt. Phoenix.
http://doku5.com/weihrauch-pharao-aufbruch-punt/

Literatur Wolfgang Bauer

Caland, Marianne und Patrick: Weihrauch & Räucherwerk. Düfte zum Heilen, Träumen, Lieben, Meditieren, Anregen und mehr, Aitrang 1995

Bader, Marlies: Räuchern mit heimischen Kräutern. Anwendung, Wirkung und Rituale im Jahreskreis, München 2008, 2. Auflage

Biedermann, Hans: Handlexikon der magischen Künste, Band 1 und 2, Graz 1986

de vries, herman: natural-relations: die marokkanische sammlung, Stuttgart 1984

Faure, Paul: Magie der Düfte. Eine Kulturgeschichte der Wohlgerüche von den Pharaonen zu den Römern, München 1991, 2. Auflage

Fischer-Rizzi, Susanne: Botschaft an den Himmel. Anwendung, Wirkung und Geschichten von duftendem Räucherwerk, München 1999, 2. Auflage

Hentschel, Kornelius: Geister, Magier und Muslime. Dämonenwelt und Geisteraustreibung im Islam, München 1997

Mandel, Gabriel: Das Reich der Königin von Saba. Archäologen graben im Paradies und enträtseln die Frühgeschichte Arabiens, München 1978

Manniche, Lise: An Ancient Egyptian Herbal, Kairo 1989

Müller, Irmgard: Die pflanzlichen Heilmittel bei Hildegard von Bingen, Salzburg 1982

Nettesheim, Heinrich Cornelius Agrippa von: Magische Werke, Band 1 -5, Meisenheim/ Glan, 4. Auflage o.J.

Plutarch: Über Isis und Osiris. Nach neu verglichenen Handschriften mit Übersetzungen und Erläuterungen herausgegeben von Gustav Parthey, Berlin 1850

Roeder, Günther (Hrsg.): Kulte und Orakel im alten Ägypten, Düsseldorf 1998

Scheck, Franz Rainer: Die Weihrauchstraße. Von Arabien nach Rom, Köln 1995

Von Bingen, Hildegard: Heilkraft der Natur „Physica", Augsburg 1993

Die Autoren

Vera Wagner

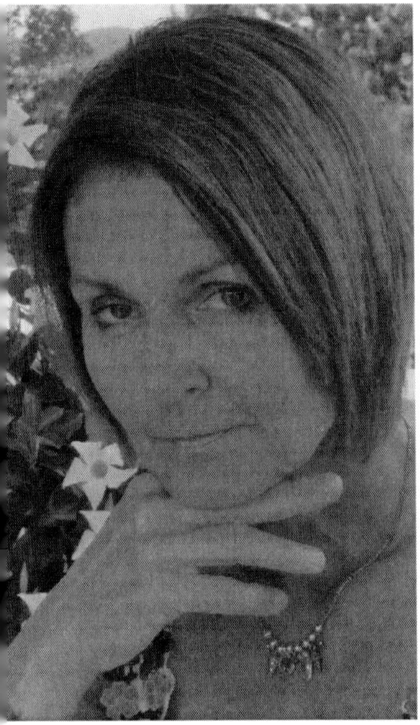

Vera Wagner hat an der Universität Mannheim Romanistik und Anglistik, Schwerpunkt Medienwissenschaft studiert. 30 Jahre hat sie als Journalistin für Hörfunk und Fernsehen gearbeitet. Ihre Themenschwerpunkte waren Mythologie, Brauchtum, Spiritualität, Medizingeschichte und alternative Heilmethoden. Mehrfach hat sie in dieser Zeit über Weihrauch als Heilmittel berichtet und mit Wolfgang Bauer Interviews geführt über die mythologische und spirituelle Bedeutung des Weihrauchs. Heute ist Vera Wagner freie Autorin und psychologische Beraterin. Mit ihrem Lebenspartner Mika Radan verbindet sie die Liebe zum Weihrauch. 2016 folgten die beiden den Spuren der ältesten Handelsroute der Geschichte: Sie reisten in die Provinz Dhofar im Sultanat Oman auf der südlichen arabischen Halbinsel, wo der beste Weihrauch der Welt geerntet wird.
Im Web: **www.weihrauchplus.de**

Wolfgang Bauer

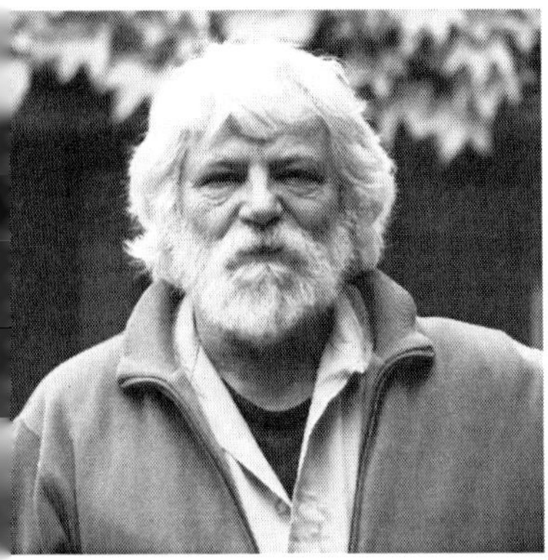

Psychotherapeut und Mythenforscher. Tätig in Frankfurt am Main. Zahlreiche Veröffentlichungen im Bereich der Symbolkunde, des alten Wissens und der Volks- und Ethnobotanik. Wolfgang Bauer ist Herausgeber des „Lexikon der Pflanzensymbolik", erschienen 2013 im Synergia Verlag Darmstadt. Er unternahm viele Studienreisen in die Länder Nordafrikas und forschte mit dem Botaniker Herman de Vries bei Weihrauch-, Kräuter-, Zaubermittel- und Gewürzhändlern in den Souks sowie bei Mitgliedern der Gnawa-Brüderschaft.

Weihrauch-Sorten mit Abbildungen

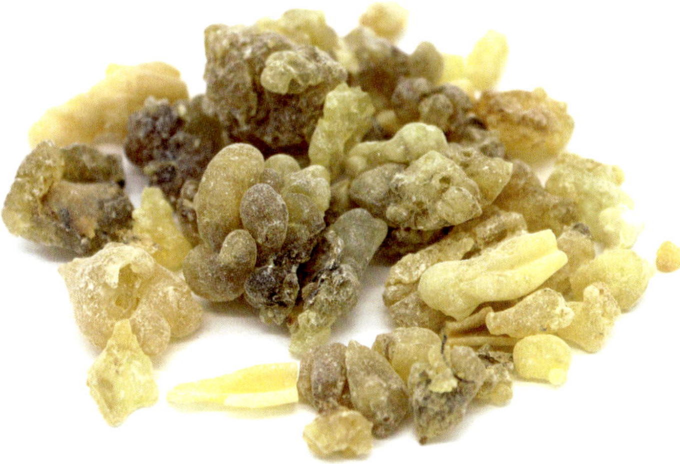

Boswellia carterii

Beyo-, Moxor-, oder Mohorweihrauch

Vorkommen: Somaliland und Puntland

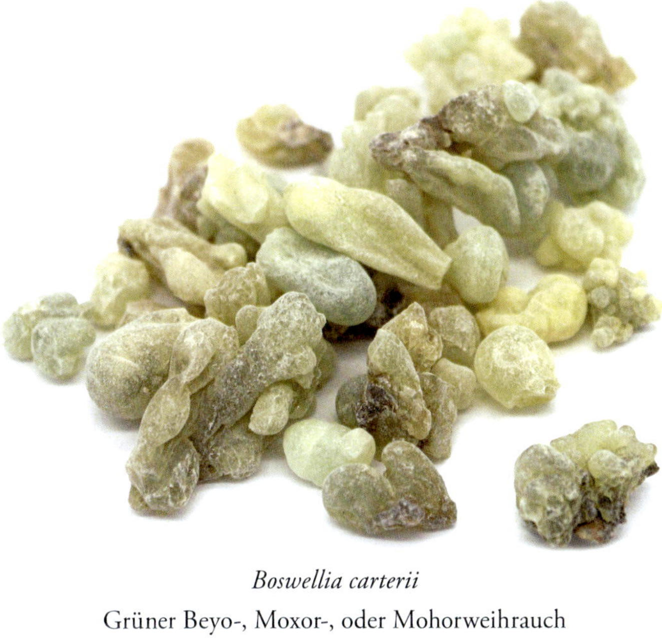

Boswellia carterii

Grüner Beyo-, Moxor-, oder Mohorweihrauch

Vorkommen: Somaliland und Puntland

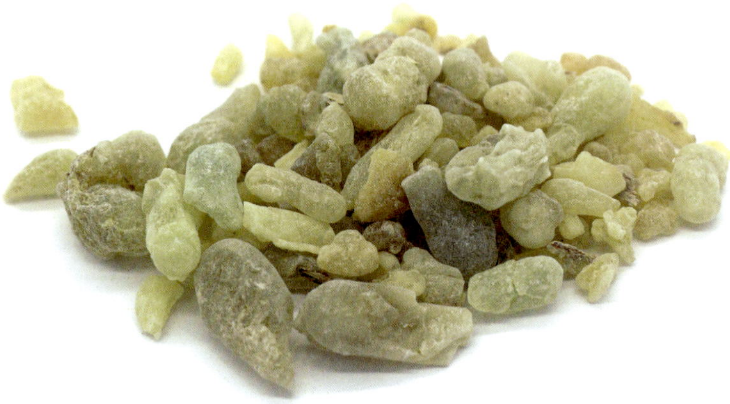

Boswellia dalzielli
Harrabi Weihrauch
Vorkommen: Nigeria

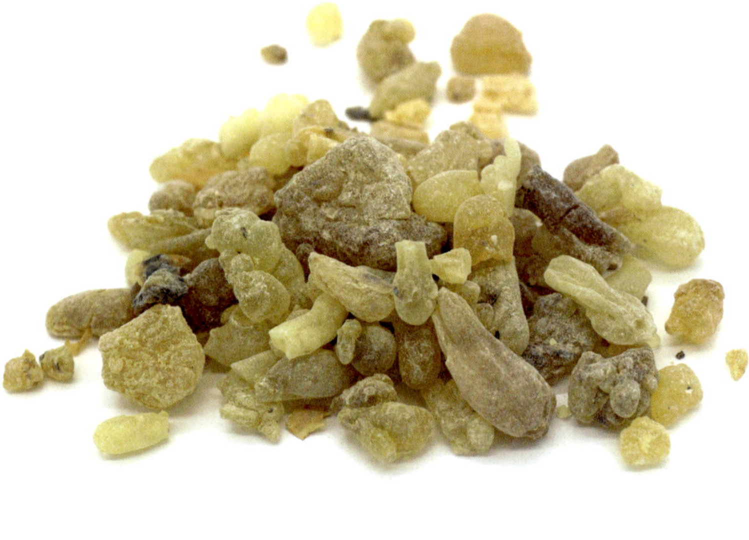

Boswellia dalzielli
Janawhi Weihrauch
Vorkommen: Burkina Faso

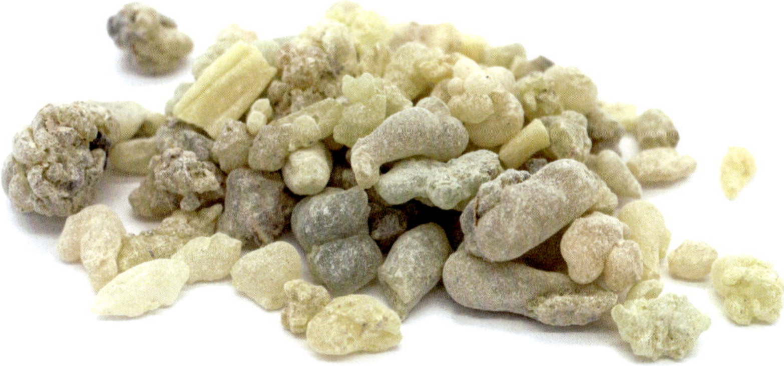

Boswellia serrata

Luban, Salai Guggal, Shallaki

Vorkommen: Indien

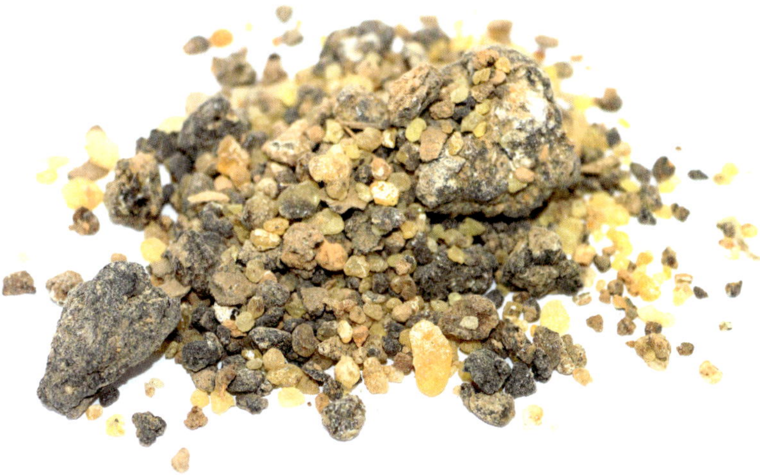

Boswellia rivae

Ogaden Weihrauch

Vorkommen: Äthiopien/Somalia

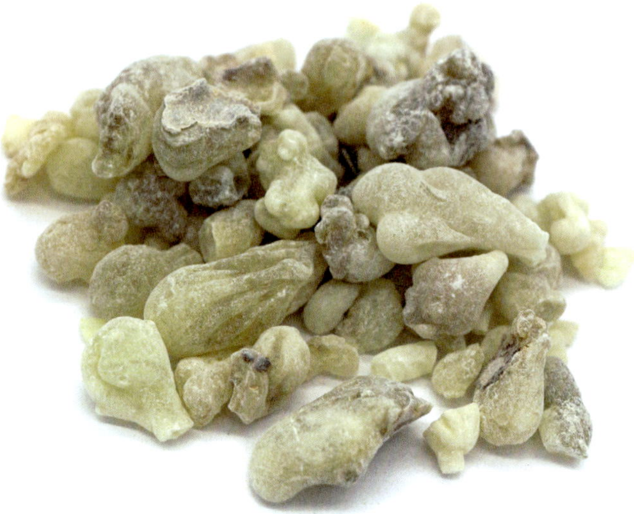

Boswellia sacra
Superior Hojari Weihrauch
Vorkommen: Oman

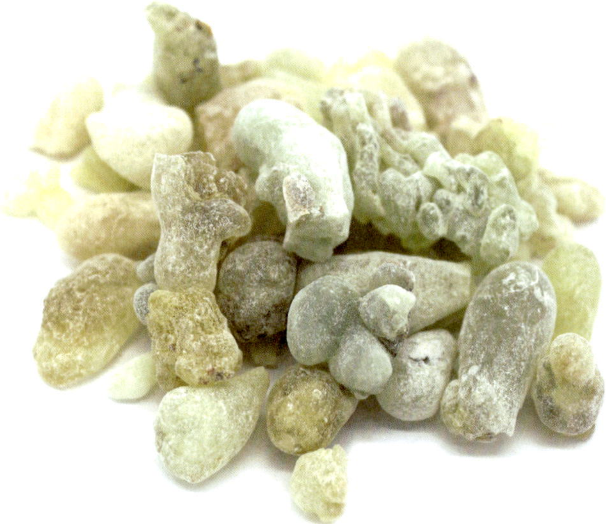

Boswellia sacra
Royal Hojari Weihrauch
Vorkommen: Oman

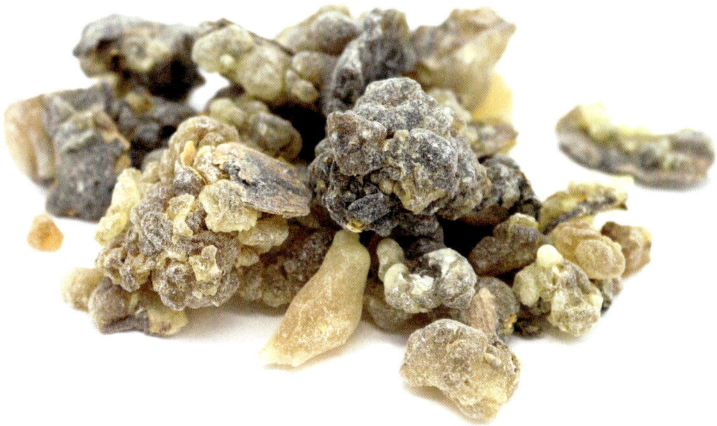

Boswellia sacra
Black Hojari Weihrauch
Vorkommen: Oman

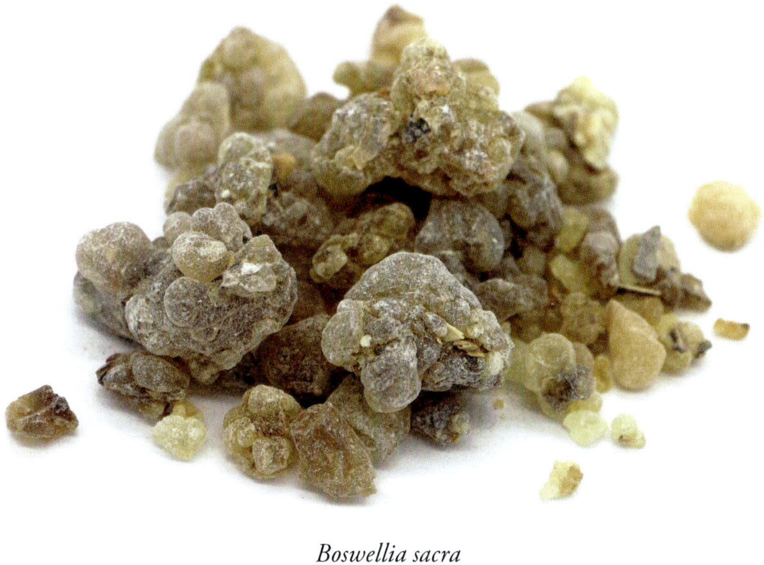

Boswellia sacra
Red Hojari Weihrauch
Vorkommen: Oman

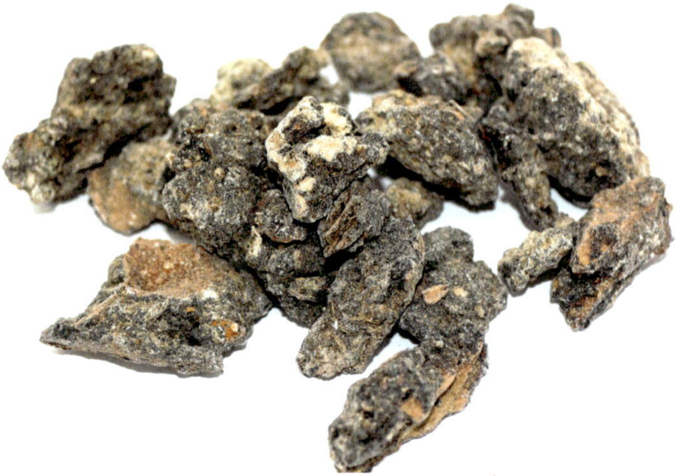

Boswellia neglecta
Schwarzer Weihrauch, Dakkara, Hancha, Kenia-Weihrauch
Vorkommen: Kenia, aber auch Uganda, Tansania und Äthiopien

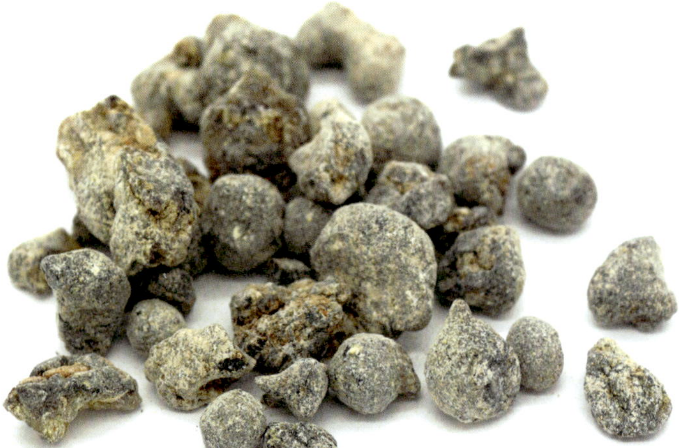

Boswellia neglecta
Muqlo Weihrauch
Vorkommen: Somaliland und Puntland

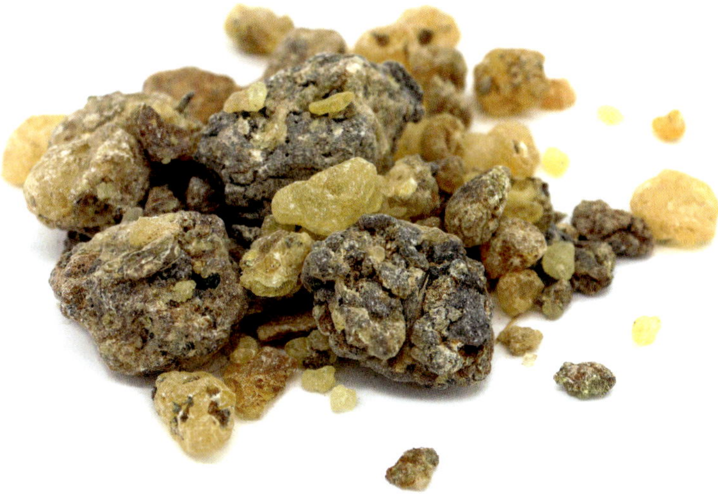

Boswellia neglecta
Honigweihrauch „Muqlo, Mirafur und Gunro“
Vorkommen: Somaliland und Puntland

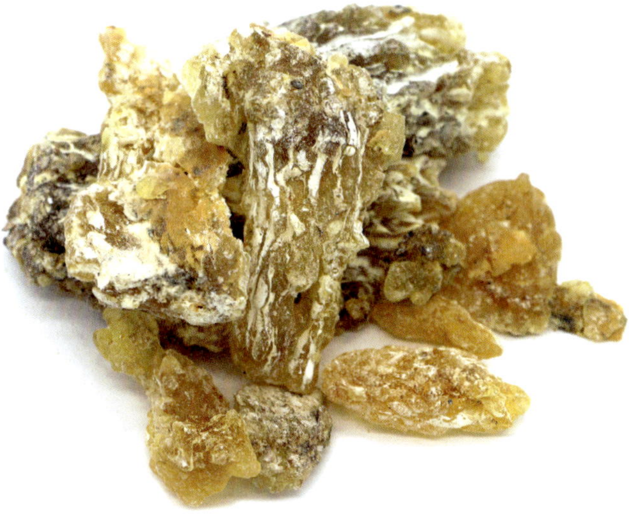

Boswellia frereana
Maydi Mushaad Weihrauch, Der Königsweihrauch aus Somaliland und Puntland
Vorkommen: Somaliland und Puntland

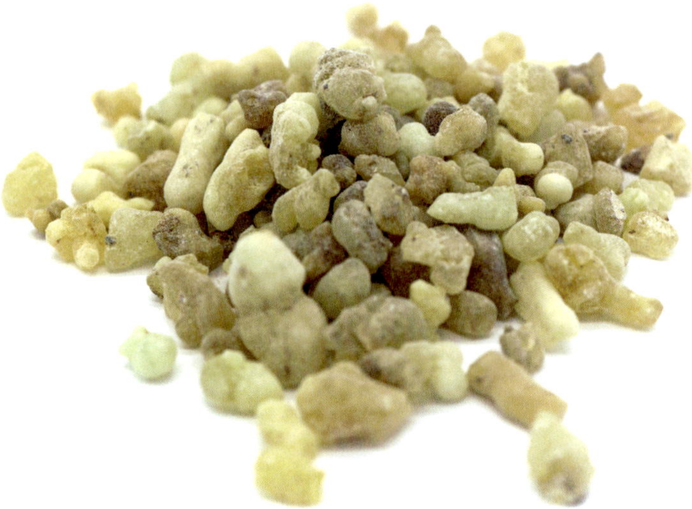

Boswellia papyrifera
Weihrauch aus Äthiopien
Vorkommen: Äthiopien

Farbige Weihrauch-Abbildungen von Georg Huber,
jeomra.de Bezugsquelle Weihrauch in hoher Qualität
jeomra-shop.de, Telefon +49 (0) 61 54 - 60 39 550